U0069040

四時節氣手記

孫麗翠——著

自序

身體跟著自然走

無論注意或不注意傳統文化的二十四節氣對我們生活與生存的影響，只要是還活在這個地球上的生命體，都絕對免不了節氣轉換時自己身心所起的變化。這本書是集結我為家人好友，依序跟著一個個節氣的節奏寫的養身文字，對照著多年來一些前輩們的感悟，古賢人的智慧與當代生活狀態，以及我自己身心體驗積累而成。也希望藉此讓有緣的讀者好好了解自己身心與季節轉換間的關連，好好吃飯睡覺，好好做人處事，再好好照顧身邊心愛的人，並對整個大自然的整體生命有更深的意會。

我自小就喜歡一個人遊走在田野鄉間，喜歡爬樹看天空，喜歡摘野果，甚而那些長出人家牆外的。我很愛幻想，不是普通的白日夢那種，是要解脱做為人那樣的不自在，而成為神仙那一類；並且相信身邊充滿了祂們。我總是對人類世界不滿意，不了解為什麼人要建立團體來破壞美好的環境。我的童年充滿了遊戲與創作，我不停地在父親對我的嬌愛下，肆無忌憚地在村子裡穿梭著鄰居家的前後門，總是無限好奇地想看一下每家的生活狀況，比如說，今天放假輪誰洗菜，誰澆花，我也留著跟這家一起吃飯，嘗嘗蘇州媽媽東北媽媽台南媽媽……燒的好菜；吃完飯誰又要洗碗。過年過節更是串門子串到讓我媽見不到我的人影。這也許都是在那個年代那種眷村環境生為獨生女的特殊處。

我跟自然的連結是由從小的自在孤獨開始，孤獨對我是莫大的恩賜，每天上學一個人走在田埂，小心翼翼地腳踏著長著不同雜草的土地，同時觀察不同草葉的形態，不同季節就會有不同的草，還會生著動人的小花，突然跳進田裡的青蛙、蚱蜢；不定時抬頭看著眼前遼闊的稻田，遠方的中央山脈，無限的天空；每天每時都在變化。還要時不時想著要上學去，總是打斷了我與自然。

初、高中的生活對我是一大考驗；過多的大小考，過多的功課。儘管如此，我仍然在上下學的時間細縫裡，從學識淵博的老師們學到許多在人文地理與歷史淵源流傳著的傳統文化；我總是那麼愛聽故事，老是想著人處於災荒或戰爭時要怎麼過日子，也許可以躲起來，找到一座世外仙境，可以好好照顧自己？打仗的時候，長了很多年的果樹會變成什麼樣子？稻田？菜園？鴨子、雞？

我想，人類的適應能力大致都是自己調節出來的，沒什麼需要付出的壓力。大自然於我輩，與前人闢路建家園所再造的自然固然是有差異，只要天空晴雨依然，土地仍生萬物，我們的身體就還是跟著自然走。

在法國求學的年代，身體也在不同緯度及飲食，甚至人文中演變。後來在威爾斯生下兒子，又進入另一個緯度生活，為自己的嬰孩餵奶洗澡，深感氣候溫度對我們母子身體狀況的影響。生產後的身體與當地的物候為我帶來了新的體驗，我不斷地在更新，在以自己的身體做生命實驗，直到我再度重返我出生的北台灣，再度蛻生。

對我影響最大的莫過於第一次踏上中國的泥土旅程，大部分時間我的雙腳都是踩在地球的土上，北方的冰雪凍入了我的骨髓，深厚的黑黃土給了我不同的食味，我是個遊族，在每個省見到每個不同又相似的風景，我開始懂得母親從小對我養身的叮嚀，村子裡媽媽們總掛在嘴邊的禁忌，中學老師們口中的大江南北，義大利與山西老醋，地中海與青島的無花果，英國與河南的大蔥，少林寺旁與我家眷村門口的老中醫，我說不上來這些連結的始原，就說這個被分割成眾多國家的世界都是在太陽底下依著不同經緯度而形成的文化群，原來也不盡如此相異。我所出生的海島台灣，交織著不同的原住民文化，葡萄牙、法國、荷蘭、美國文化，日本文化、閩南文化、客家文化、中國大陸各省文化，菲律賓、越南、印尼文化……。

就讓這節氣的養身知識幫助世人生活，成為四海一家。

目次

春

夏

秋——

冬——

1. 足少陽膽經

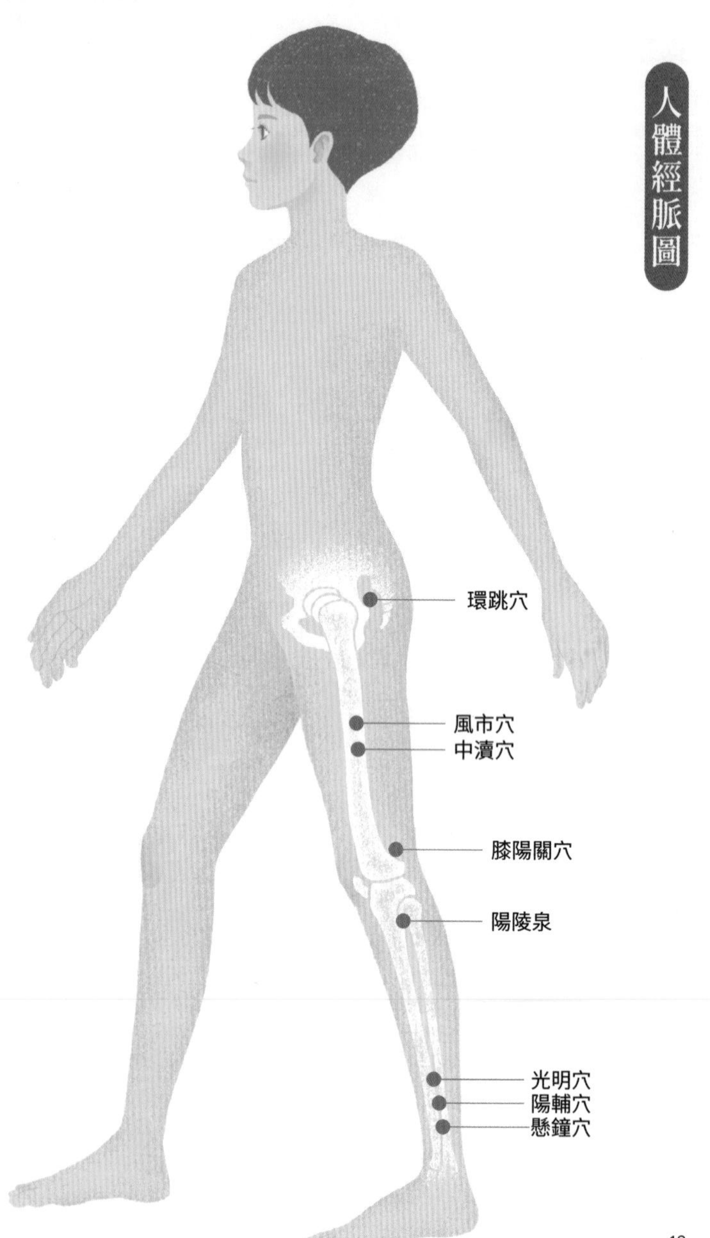

2. 手太陽小腸經

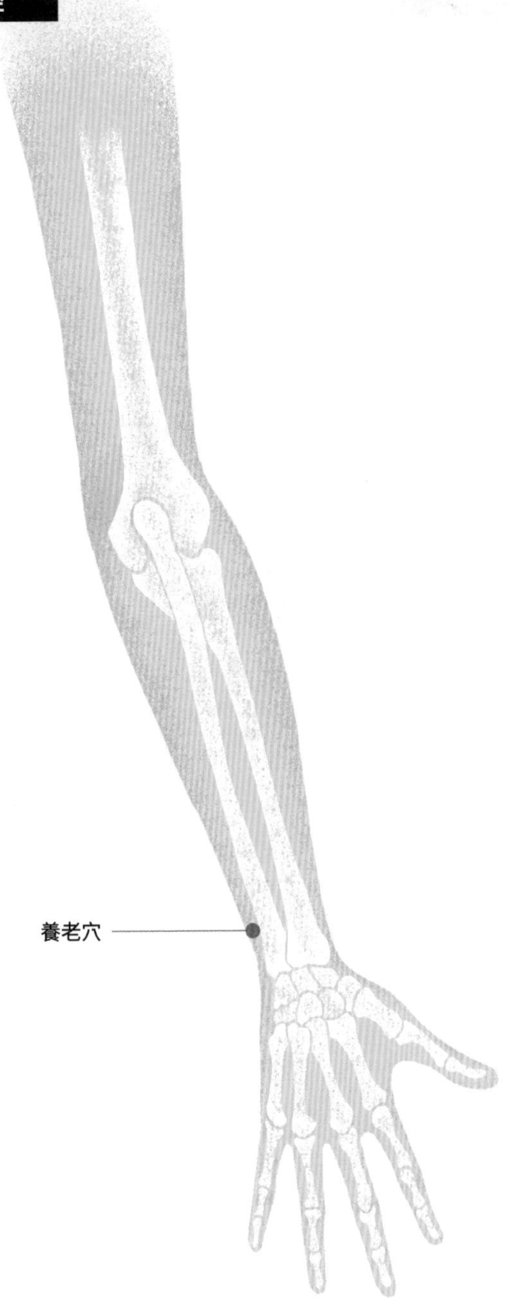

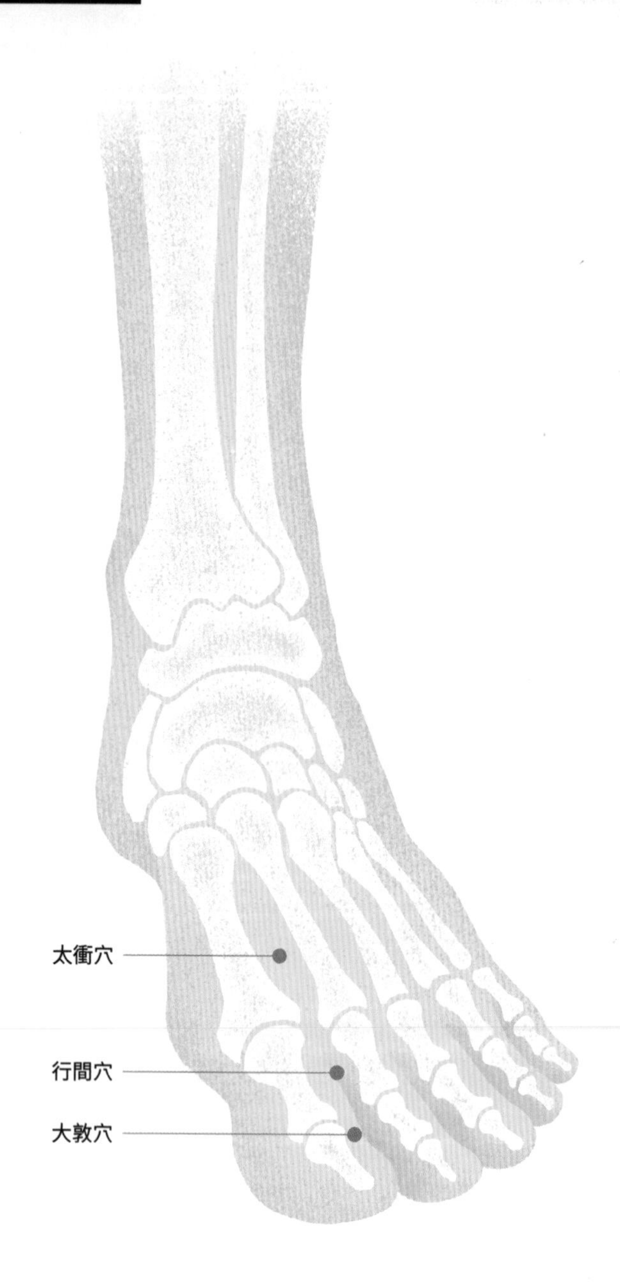
太衝穴
行間穴
大敦穴

4. 足太陰脾經

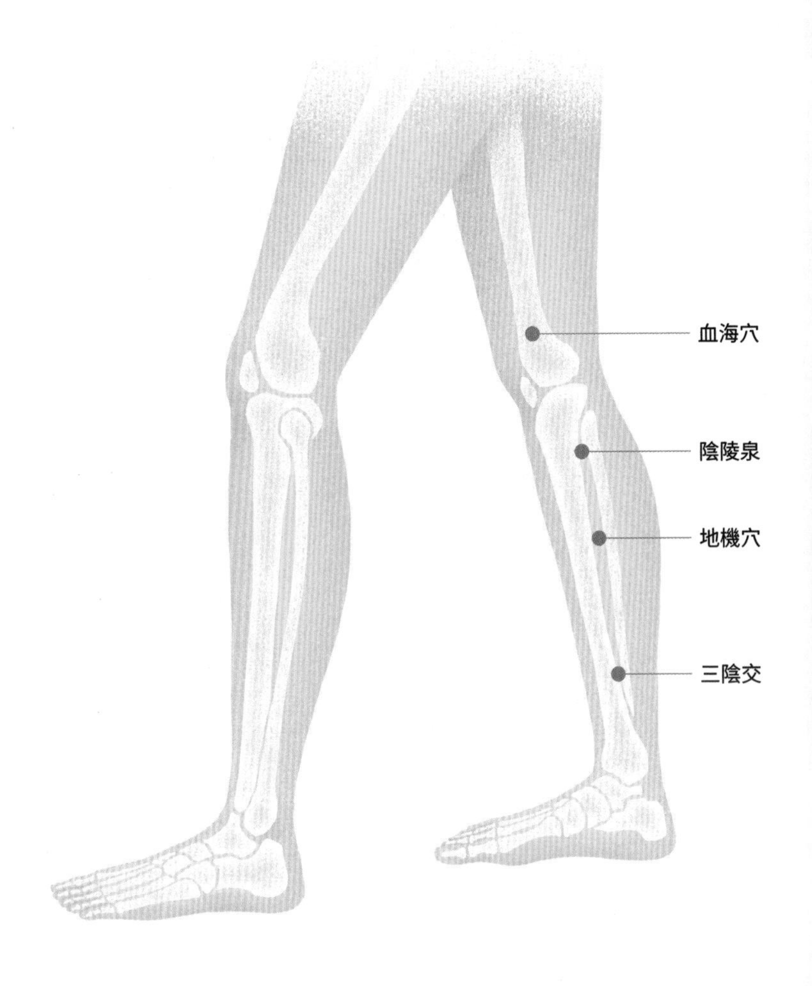

5. 足陽明胃經

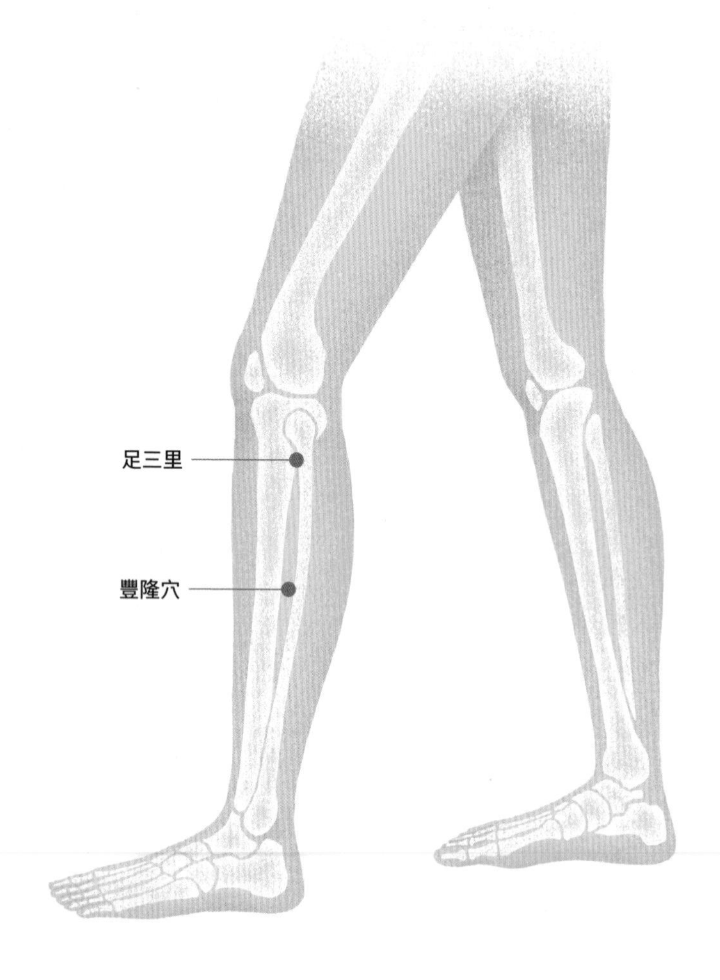

6. 手陽明大腸經

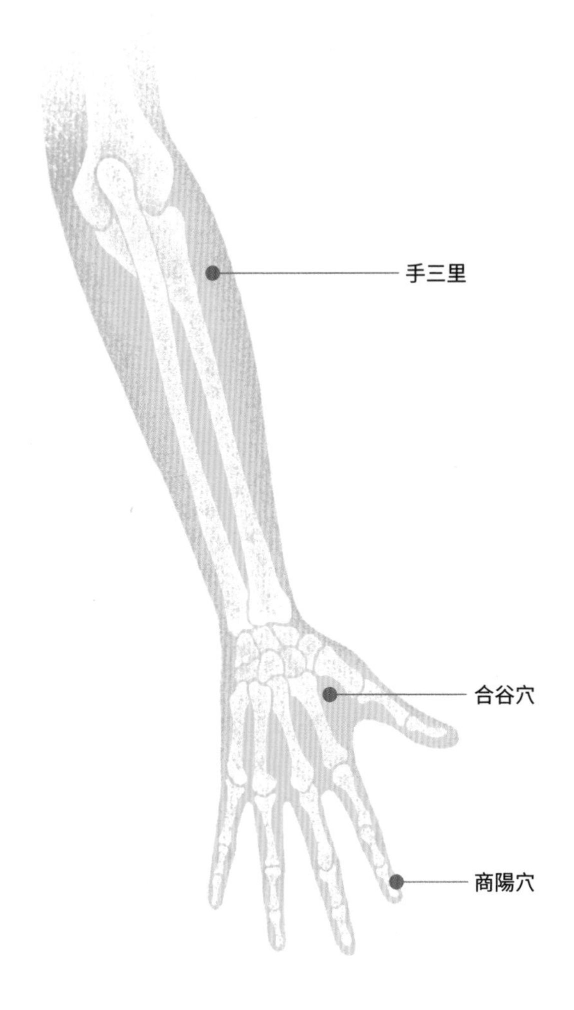

7. 手太陰肺經

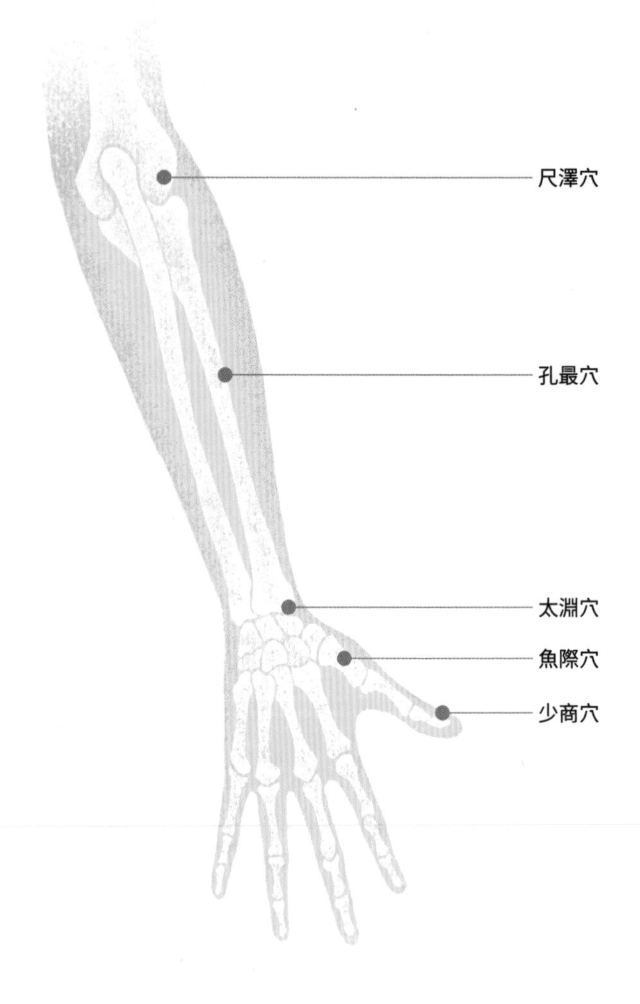

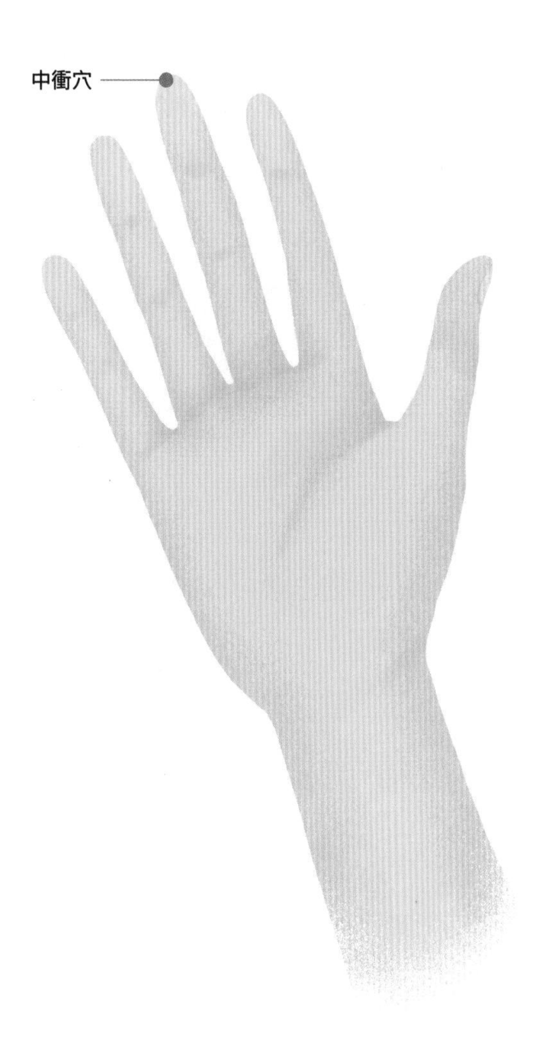
中衝穴

9. 手少陽三焦經

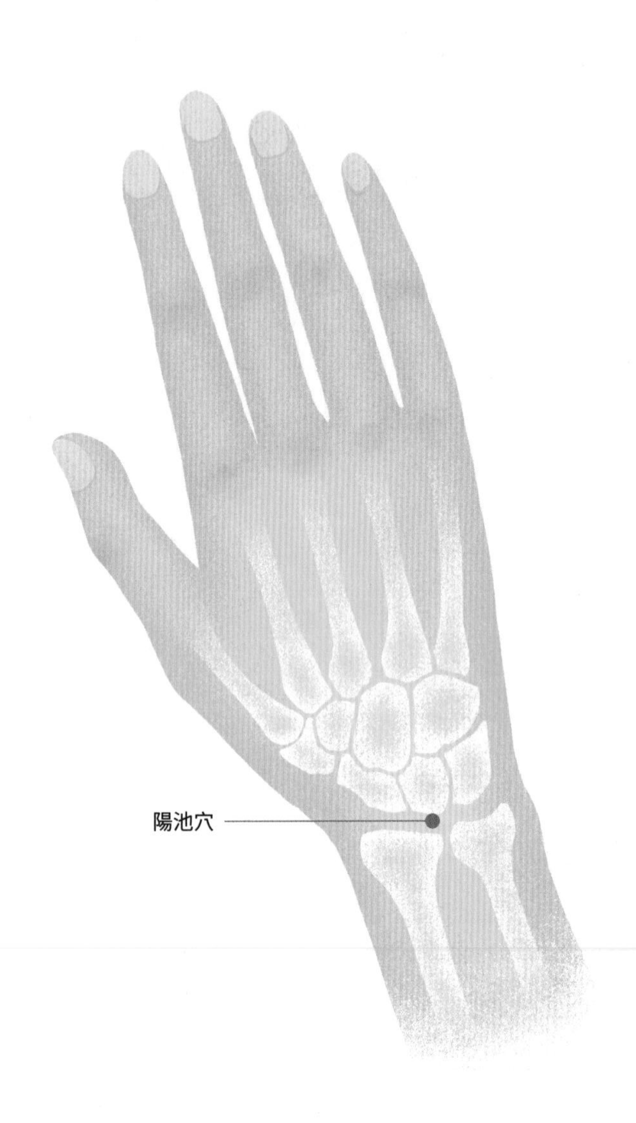

10. 任脈

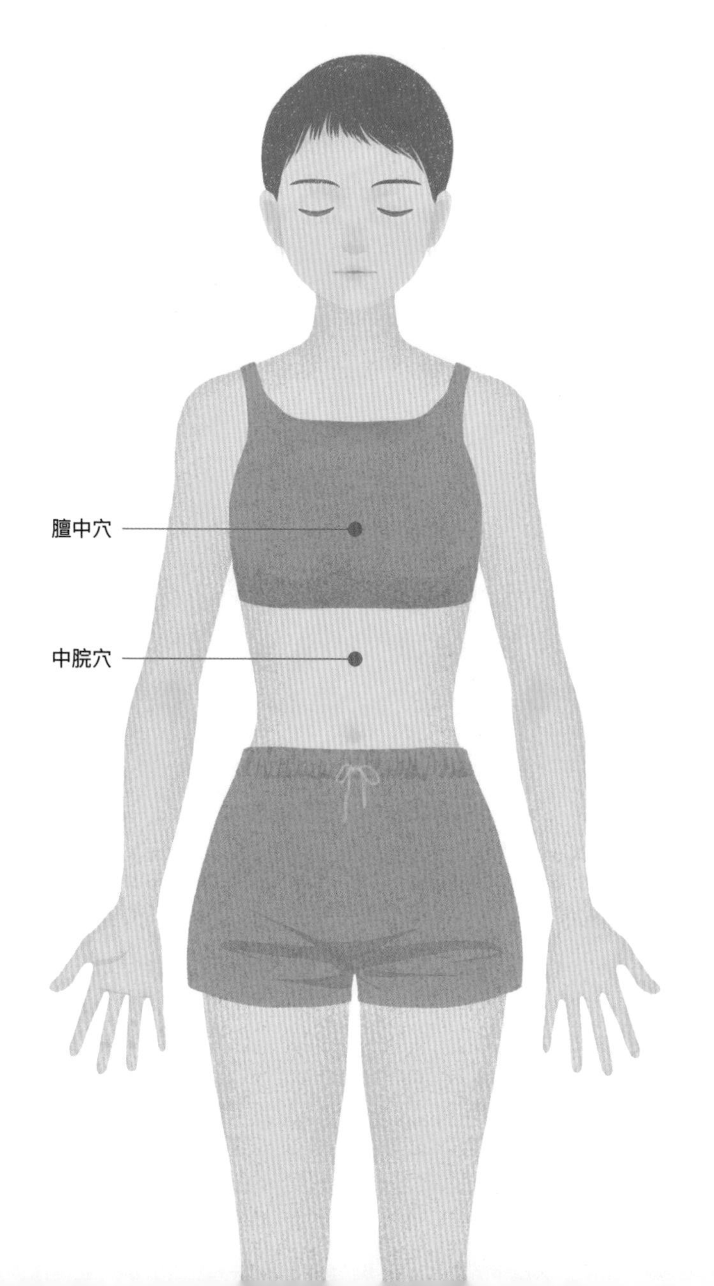

11. 足太陽膀胱經

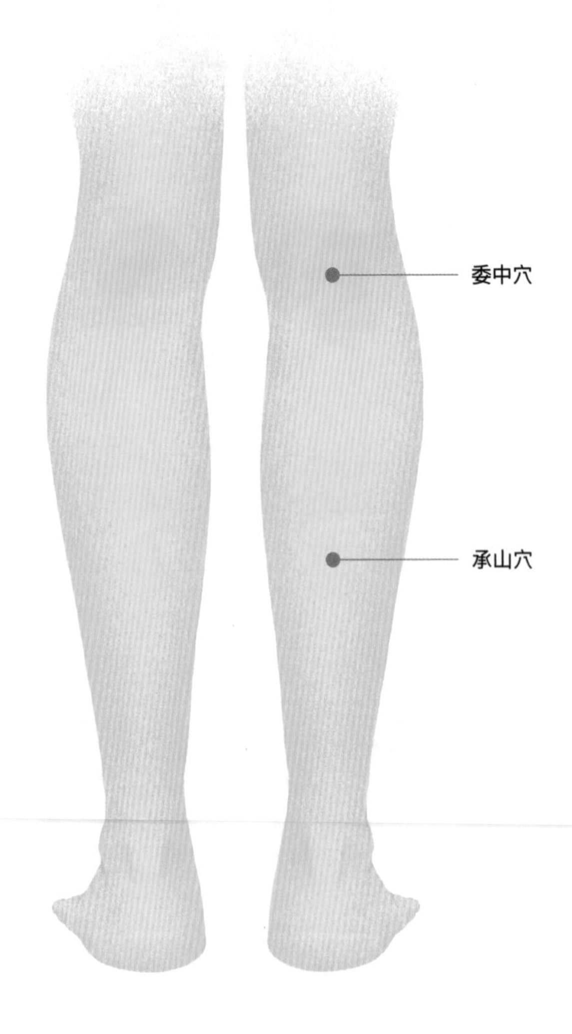

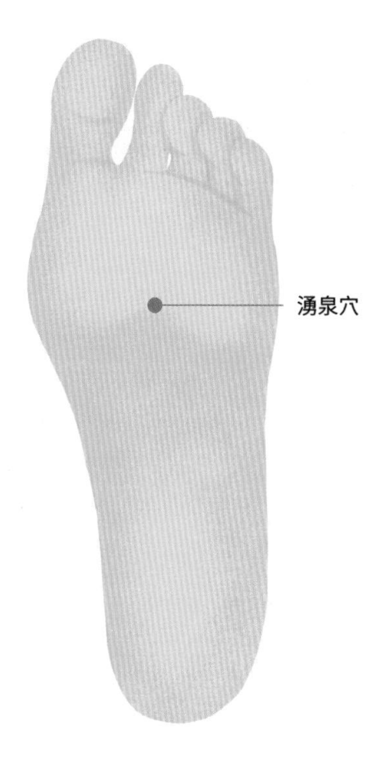
湧泉穴

13. 手少陰心經

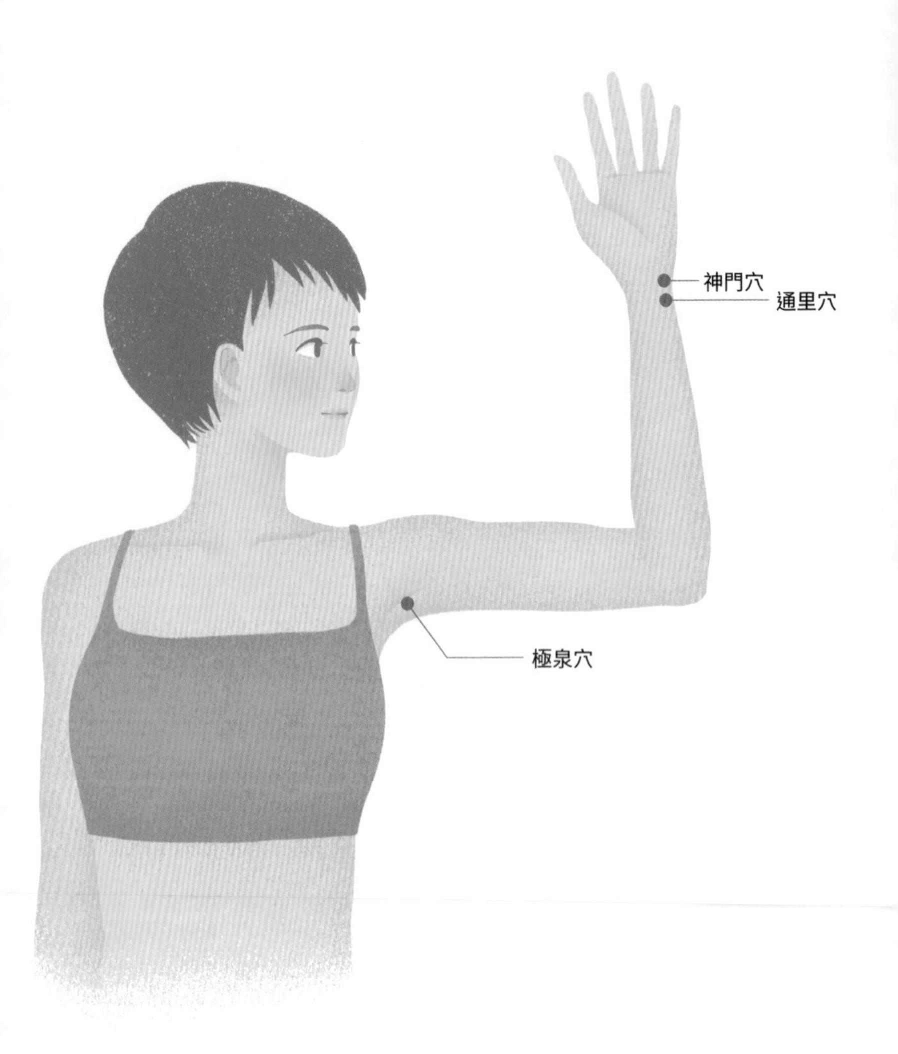

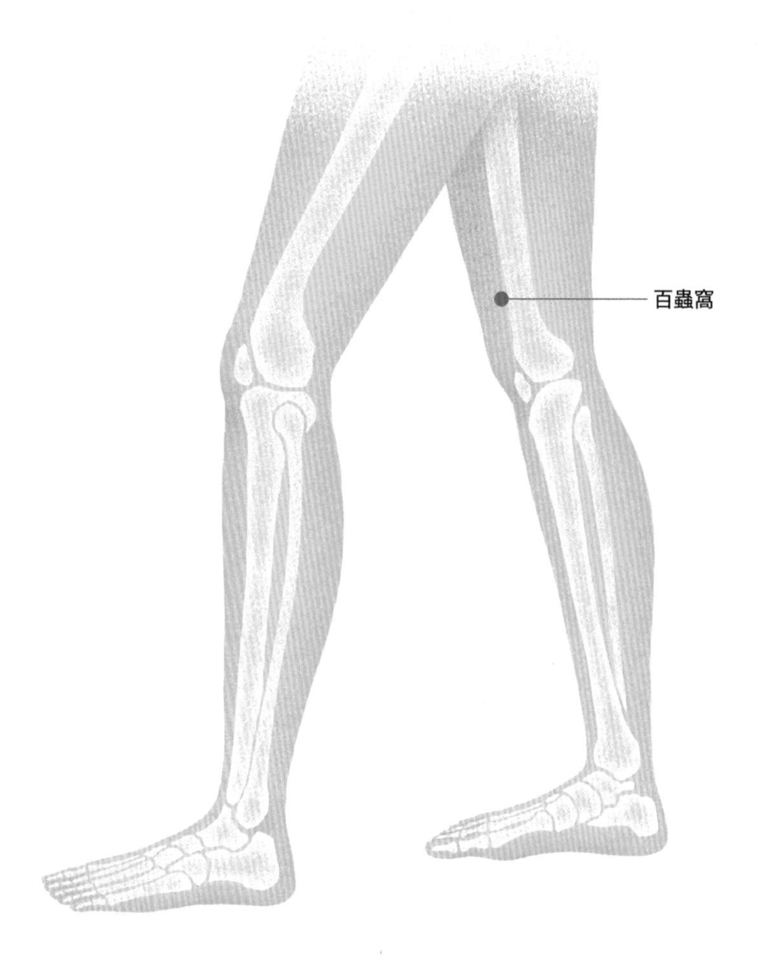
百蟲窩

春

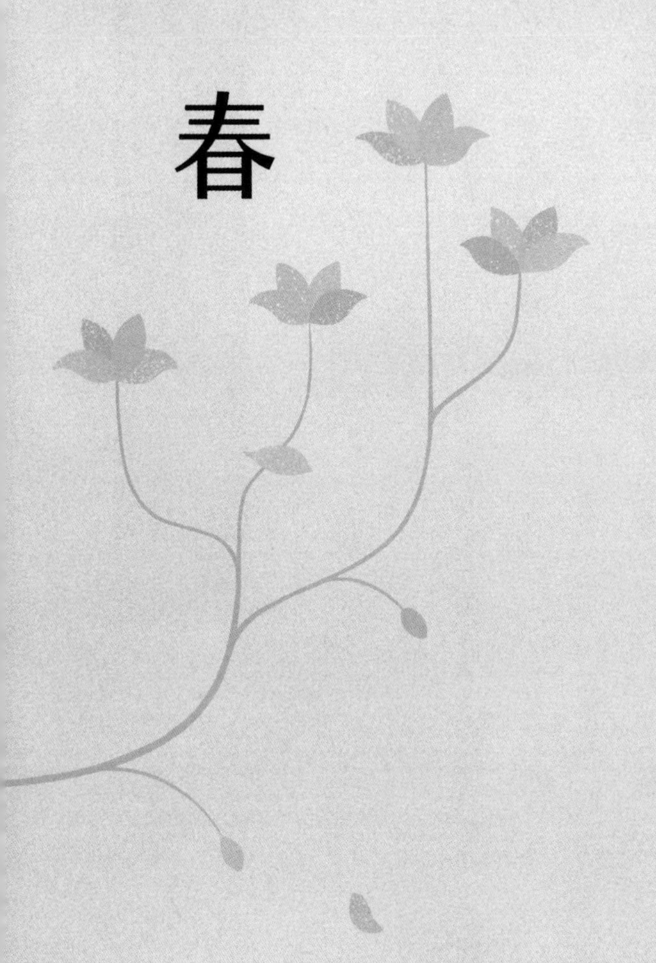

立春

2・3—2・5

「立春」，是二十四節氣中的第一個節氣。春節是新的一年開始，而立春是春天的開始。

立，是由「大」與「一」所組成，「大」是象徵一個人的全然自在開展，「一」則是天地共存之象徵符號，意象整體。「大」在「一」之上，顯現了生命存在的現象；「立」是整體全然存在的開始。春，帶著溫、陽、暖、和與生長；甲骨文的「春」字，是象徵小草破土而出的意象，正是當季陽氣勃發之象。春字的下方之象又為容器有水，上面木化成火，表現天地陰陽的升降，以及日月的運行。以身體來看，是屬天火元素的心臟陽能量在往下降，觸探於屬地水元素的腎臟陰能量，天地火水相交，激發著帶木元素的肝臟如嬰兒般的能量誕生；立春之時，木能量依規律的自然法則循環而來，地球上的所有生命共霑其露，萬物受養，人既可以乘勢健身養生精進，如順水推舟一般；在治理世事，也能順機提升得以功成。把握著立春，繼續延展，這樣一直到立夏，都為春季所蘊含的更生能量在萬物生命輪迴中，不斷地散發盎然欣欣生意。萬物裹藏於冬的寒冷已蛻，要進入和風暖日，萬物復甦，蓬勃生發的春天。

迎著春來時機，每天早上面朝東方深深呼吸一段時間，迎接春天的氣息；趁著初春的早晨，如初生嬰兒般，全新的生命吸入春晨的氧氣，納入體內，轉化為養生之氣。

寒冬初轉入春之時，身體受影響而出現最為明顯的狀態是：很容易打瞌睡，有頭昏現象，並腰痠背痛，眼睛疲勞；冬天所殘留的不適需要靠著自己對身體的感悟而調正；先安心，使自己對於所有出現在肉體上的現象無懼，以平靜面對並接受節氣對身體的考驗，同時讓自己更明白身體的狀態，練習時時覺察肉體在晨昏冷暖運轉時的變化與感受。

若肝膽情況不佳，在此時節眼睛會痠、筋骨痛，並有頻尿、腹瀉等現象。

肝臟與身體的免疫系統息息相關，立春如有長疹子、疱疹、流鼻涕、咳嗽、嘔吐、拉肚子等一類的身體反應，莫要驚慌，其實這些情況的出現都是好事！能有機會發出來就不要去壓抑，春天就是肝臟排毒的季節，就從立春開始讓身體自在的釋放出多餘的垃圾。

春天走肝經，肝主筋，立春時就在調整筋骨，若原本不靈活，就容易糾結萎縮，膝蓋與肩膀很容易也跟著糾結，筋拉不開，人就不爽快，連走路都容易扭到腳踝。若是扭到了，不妨先停下來，用手搓熱揉腳與腰，勿在疼痛時繼續勉強走路。若讓筋在不通時還強迫用力，就容易引發筋膜炎。

肝臟屬木元素，木缺水時，虛火必然上升，會經常口乾舌燥，鼻腔呼吸喘，唾液不生，喉嚨痛，頭昏眼花，頸部硬緊，睡眠不安，甚至難已入睡。進入春天是修復肝的最佳時節，嚴忌喝酒，勿食油炸及任何熱補食物。切莫熬夜傷肝。

除了吃喝與睡眠，春天保肝最重要的是安頓情緒，不為任何人事物生氣。如果覺察自己有火氣上升，就即時轉觀呼吸，讓氣息緩長的以噓聲呼出。

節氣養身

- 拉筋伸展以調理肝氣，身體架構以骨為基礎，拉筋健骨使氣血循環順暢。
- 春天，每天拉腳筋，做前彎動作，放鬆背部與腿的筋絡，放鬆脊椎，使全身筋絡不會在春的熱脹冷縮的變化中因不知所措而僵直。

●敲髖骨。春天走肝膽經，每天敲髖骨，敲「環跳穴」、「風市穴」、「中瀆穴」、「膝陽關穴」（膽經），讓身體甦醒。（請見「足少陽膽經」。）

●拍膝蓋內外側肝經與膽經相為表裡。雙手拍膝蓋。同時拍到內側的肝經與外側的膽經。左、右腳各拍一百下。

●立春節氣，對應著第二節腰椎。節氣剛轉換時，身體極易感覺疲憊，最明顯的狀態就是吸氣不順，有此現象出現時可按揉腰二椎，再拍打一下，一拍震動，呼吸立即就見順暢。大腿內側回流血液循環不良造成氣塞，也與腰二椎有關。若站立坐臥腰部都感到不適，那就站立起來扭動揉轉腰部，預防當下造成靜脈曲張。冬天雖已離去，寒氣仍持續隱現在春日，再回頭複習一下之前大寒節氣應注意的保暖與養生，在立春之初繼續遵行莫離。

在新年立春之際，對生活有覺，再「立」下心願，邁步展進自己心中想要完成的計劃。有願就會有力的升起，只有願意付出努力，豐富的生命就會示現不可思議的大願大立。

雨水

2・18—2・20

「春三月，此謂發陳，天地俱生，萬物以榮，夜臥早起，廣步於庭，被髮緩形，以使志生，生而勿殺，予而勿奪，賞而勿罰，此春氣之應，養生之道也。逆之則傷肝，夏為寒變，奉長者少。」春生、夏長、秋收、冬藏這順應自然規律而發展出的智慧一直延至現代適用。

立春過後，年前的老陰氣要轉，陽氣升發，萬物始生，就趁此時早起走出門外深呼吸一下，來養自己內在的力量。此時，正是需要補肝、疏肝之時，放下與人爭利的習性，多行成人之美。春天主肝，這個節氣予人類時機平衡肝氣、肝血、肝陰、肝陽。

延續於立春，雨水是春來人間後的第二個節氣，名如其實，會有充沛雨水滋潤大地，讓初春時蓄勢待發的萬物，得以甘霖豐足的養分，使草樹茂長，惠賜所有地球上的動物生靈存活的資糧，雖然會有下不停的雨，你我心中卻需存感恩之情，信任大自然的生化循環之道，學習在節氣轉換時的養生智慧。沒有一天是一樣的。這樣在時序不斷變易的過程中學習能耐，耐熱耐寒，耐時間的延續。甚至，耐世間的不平。

春季三月，三個月中有五個節氣，前期在紓發冬季殘留下來的濕寒氣，在立春仍可感覺到冬的餘陰。到了雨水時，水氣導引出寒氣，天氣乍暖還寒，身體容易因無法跟從溫度寒暖變化的節奏而生病。應保持居住空間的乾爽，再排除體內的濕寒，即可安然以待。能使用除濕機很好，也可以準備一個炭爐，每天燒燒炭，讓整間屋子都乾暖，並彌漫炭香。可以問問茶農及茶店主人如何安全的使用炭爐。如若仍存戒心，就在牆角點根蠟燭，或點支香、點精油薰室。

雨水是氣候冷熱交替的轉折初期，氣溫雖然漸漸回升，卻時時寒冷多風，早晚溫差大。濕度變化也很顯著，仍需保持身體的溫暖，貼著氣溫的變化加減穿著，排除身體內的濕寒氣。可以喝熱水、薑茶，讓身體發熱，排散濕氣。也可以在飯菜餚中加少許辣椒，運動出汗一下，不需激烈運動，也無需大汗淋漓。

身體與這個節氣的對應是肝，肝臟在春季紓發，屬木元素，木生長時需要雨水滋潤，雨水讓枯木在水中甦醒，得到充分的滋潤。另外的狀態是，當雨水在空氣中帶來過多濕氣，氣壓變低時，屬木的肝臟也充滿濕氣而無法生火，造成心氣不足，導致呼吸淺短，心跳加速，胸悶，氣喘，心臟緊張。以上身體所出現的現象會導致血氣不足，血氣流到腦部所帶的氧氣與營養不夠，就會有頭痛、暈眩、偏頭痛，早上睡醒起床雖睡眠充足，卻仍感覺疲憊。

腎（水元素）為肝（木）之母，腎水不足或腎虛的人在此節氣十分容易疲累，也會連帶出現腰痠背痛的現象。出現黑眼圈，甚至腳踝易扭傷。在這個節氣一定要放鬆情緒，莫要生氣，否則會引起肝木僵強，木元素強則剋土元素（脾胃）繼而就發生胃不適、食欲不振、或嘔吐、或腹瀉。胃與心臟相通，胃的不適也同時會造成心臟的失序。

春肝走目，如果從腳跟回流上來的血氣不足而停滯不上，眼睛就會乾澀、痠、刺痛、眼屎增多、乾癢、視不清、眼皮沉重乃致張不開眼並隨著有眼皮跳。肝火若過旺，眼球微血管易爆裂，眼白處會出現血絲或血塊，雖然兩三天後就能恢復正常，卻是日後中風前兆。

頭頂是諸陽之會，肝經會循著頭部運行，頭部暢通循環才能順行，陽氣才能升發。春季衣著宜「下厚上薄」，升發陽氣都是從腳開始，晚上仍然要持續泡腳，可以在溫水中滴幾滴精油，泡完後再用油按摩兩腳，再穿上襪子。「肝膽相照」，要疏肝才能利膽。膽汁可以分解油脂，經常聚餐應酬的人如果膽經阻塞不通，就容易肥胖。另外，油膩食物或甜食吃多了容易生痰，應多喝春茶，或檸檬馬鞭草、香蜂草等香草茶。中草藥蓬大海、陳皮、五味子煮沸做茶飲化痰。

百病由痰作祟，需除痰濕。

春日體內常會如春來萬物生機，身體不時地發散舊日所積存的壓力，出現在身體上的現象會有如皮膚發疹、長水泡、乾咳、流鼻涕、打嗝，吃了與自己身體不合的食物，很容易拉肚子等，這些都是常見的狀態。不新鮮，或過油膩過寒的食品，都會與自己的身體不合。不需貪食，從前養成的味覺習性不一定是對身體適當的。讓身體自然的紓發，得以顯示自己生存的狀況，世上沒有任何會比自己身體對自己更誠實的。提醒自己要時常關照他，要聽他的，鼓勵並感謝身體這樣的真誠。

節氣養身

雨水期間陰濕的天氣容易讓脾胃的陽氣變弱，體內水分增多與脂肪代謝能力變弱，這些現象很容易導致腹部脂肪堆積。解決的方法可以透過按摩，位於肚臍上方一個橫指寬度的水分穴，可以幫忙排除水氣，溫暖脾胃，讓陽氣活絡以促進消化，預防體內的脂肪和廢物存積。

● 喝洋甘菊枸杞茶，可疏肝明目。也可用洋甘菊茶水洗眼。

● 食療養生同立春，辛辣食物去寒濕，多吃蔥、芹菜、香菜、韭、豆芽，以及綠葉蔬菜。少吃麵包餅乾類的食物。喝春茶。雨水時節的養生食材有：

山藥：益腎氣、健脾胃、潤皮毛、化痰。
香椿：降血脂、抗疲勞、治陽痿等。
竹筍：促腸道蠕動、助消化、防脂肪堆積。

●眼睛乾澀，從「養老穴」往上刮痧（可用玻璃杯口圈形轉刮，不傷微血管），拍打，或深度揉按至手肘。（見「手太陽小腸經」。）

●眼睛視物不明，用手掌心拍「光明穴」至「懸鐘穴」拍一百下。（見「足少陽膽經」。）

●雨水節氣，對應第一節腰椎，其位大約在肚臍下方。春天到，皮膚表面已經漸漸開始張開，拍拍髖骨，把髖骨拍鬆。讓氣從腳往上走時，不被髖骨障礙住。拍拍髖骨，眼睛也會明亮。

●拍髖骨，拍大腿外側膽經四穴：「環跳穴」、「中瀆穴」、「風市穴」、「膝陽關穴」，能幫助血氣往上行，頭腦清晰、走路輕快、腳步輕盈、精神明朗。就像春天的土壤經過震動後變得疏鬆，疏鬆的土壤可以呼吸，生長在土壤中的生命就出現氣機了。

早起的第一件事就是，面向東方深呼吸幾口氣，看著晨光，放鬆全身，緩緩地運動一下筋骨，與春相合利。

驚蟄

3·5–3·7

「驚蟄」是入春後的第三個節氣，春天的氣息已顯然地在清晨的陽光裡散發著如初生嬰兒般的柔軟溫度。「蟄」是動物冬眠斷飲食藏於土中的現象，春天陽氣轉盛，正當這個節氣時，有雷驚醒在蟄伏狀態的動物與昆蟲，此時也同是農人即將春耕的時節。在台灣，驚蟄是水稻的插秧期，雷雨頻繁，「雷公」，驚蟄節氣之神就此形成。驚蟄同時是仲春的開始，天氣漸漸變暖，所有人類食衣住行及呼吸運動的習慣也應隨此調整。驚蟄春暖花開，在春風中，花香草長，蜂蝶紛舞，病毒和細菌也被潘朵拉從打開的春盒子釋放出來，活躍在人間。身體的神經與淋巴系統變得非常敏感，活躍的病菌在時寒時暖的氣候交互轉變當下，只需瞬間的疏忽，就會即刻入侵不及防範的肉體，甚至引起舊疾復發。驚蟄啟蟄，要尋方法增強身體免疫力，生命保氣的能耐所創造的能量也由此覺醒而啟動。

驚蟄，繼續顧肝，使持續維持免疫力，預防疾病發生。肝臟是人體解毒器官，負責免疫功能，免疫系統為身體辛勤工作整年，現在正是修復期。

肝臟免疫能力失調會出現：口腔舌頭潰瘍，嘴角、前頸或腰部長疱疹，頸部腋下，及鼠蹊的淋巴結節腫大，有過敏的人會出現發疹、流鼻水、有痰、嘔吐、腹瀉、發燒等狀況。這些症狀大都是因緣於從前沒有顧肝，身體抖出的驗現，驚蟄驚震地底，冬眠的動物甦醒開始蛻皮，植物種子經地底震動破開發芽，肝當然也在驚蟄的雷中驗現出身體所積存的毒素而揮發出來。人體皮膚從冬季的閉封逐漸開封，皮膚會容易發癢，在揮發肝的不爽，以紓發情緒。若長出紅點，則是肝臟在清理身體內的垃圾，別因此受驚嚇，也不用吃藥抹膏，不要壓抑這些身體所發生的現象，頂多擦些蘆薈凝膠安撫一下發癢時的不舒服，輕輕拍拍出疹的地方，震動導引一下，藉著皮膚—肝臟的反射區，得到安慰。皮膚在驚蟄時也會脫皮，連腳底也脫，或長癬，都不用害怕，靜靜觀待，兩三周後就會轉好。要忌食含蔗糖的加工食品，把愛吃白米飯的習慣改成吃糙米，白麵包換成吃全穀。

驚蟄，屬肝的「筋」在抽執，在乍暖還寒的熱脹冷縮中，全身筋骨會感覺非常不適，整個腰背痠痛，腳也容易抽筋或痠脹，一脈從大腳趾沿著大腿內側延伸到鼠蹊。睡眠品質不良的人容易手麻、手腫、手臂難抬舉。筋的抽執現象顯示筋正在調整由冬寒入春暖時的鬆緊僵柔，過程中會糾縮、肩背會痠痛、容易落枕。若是肩膀出現硬球狀時則要留意，多用精油按摩硬球四周來化解。

春雷驚響，天氣潮濕偏冷時，一疏忽就會引風濕入骨，關節會痠痛僵硬，身體沉重乏力。因此，動作要順著乏力的身體步調放慢。如若不然，突然反應而生的動作會容易扭到腳，扭到腰，扭到脖子，扭到手；緣因爲身體還沒起暖。每天早上起床後都能先讓自己放慢動作，扭動身體暖身，再運動身體，練習分解每個關節後緩慢運動，再進入一天的作息，精密的生命機器在開機前總需要先暖機。

雖然春季天氣變化大，會容易感冒咳嗽，造成肺的不適，很多原因是上個秋天吃了太多冰品、西瓜，過多晚上吃生果，蔗糖類食物也吃得過多，而造成「秋收病原春發病症」。驚蟄時節是肝病高發時，流感、流行性腦膜炎、水痘、帶狀疱疹等在這一節氣都易爆發流行，驚蟄也是慢性胃炎、胃潰瘍、膽結石、肝炎等容易復發的季節。因此更要有覺知地保持免疫力，避防此類疾病。

為了一整年健康打底，在春天要先健脾胃，若要健脾胃，就要先平心靜氣學耐性，騰時間正常進食，細嚼慢嚥開啟齒勁磨食生津產酶，有何事會比吃樂更能榮耀情緒的？若因任何世間事動了肝火，屬木的肝臟變得強硬就會拱脹，木剋土，直接影響到屬土的脾胃，會產生消化不良、腹氣脹。跟自己過不去的事不要做，如熬夜、急躁、發怒。整理情緒要倒過來看，不必太執著於所謂的自尊和面子，要捨就要捨乾淨，自心明知生命的道理，就要讓自己生命柔軟，不要對事物太執著、太逞能、太剛強。愈柔軟，愈有生命力。學著柔軟容，柔軟易，理直氣柔。

節氣養身

- 先複習一下人體經脈圖。
- 搓揉大姆指「少商穴」，可安神，讓精神安定。（見「手太陰肺經」。）

●按捏「大敦穴」到「太衝穴」，疏泄肝火，疏肝解鬱。（見「足厥陰肝經」。）

●拍打「三陰交」，三陰交穴事肝經、脾經、腎經的交會點。最好能用單腳站立的姿勢拍。左、右腳各拍一百下。（見「足太陰脾經」。）

●驚蟄節氣對應第十二胸椎，是胸椎的最後一椎，是胸椎連接腰椎的要樞。時時自己反手輕壓，用手搓揉搓揉，幫助氣血保持順暢。

●春天很需要隨時伸拉筋骨，工作時每隔一小時起來做做拉伸兩側的肝膽經絡的動作，站起來雙手合十高舉過頭頂。手臂伸直，緊貼雙耳，腰往左側彎到極限，感覺脊椎向左側拉伸，保持這個姿勢停十秒，回到原點正位站立姿勢放鬆，再延伸右側停十秒。呼吸要緩慢深沉均勻。這個動作特別對精神壓力大的上班族有減壓降火的功效。

●睡前洗臉洗腳時用手稍加力氣按摩面部和搓揉腳底心，兩處身體起端與末端的可刺激血氣運行，達到溫補臟腑，安神寧心的作用，並且幫助消除一天的疲勞，有利於入睡。脾虛患者常生疲倦感，宜健脾祛濕來防止疲倦。

●曬背，經常曬太陽是最直接從自然中獲得陽氣的方法。曬太陽時可以穿寬鬆衣服，同時深呼吸，想著吸進了陽光，讓陽氣從口鼻和脊椎進入體內。

驚蟄帶來明顯的暖意，飲食宜清淡，順應肝氣好平和的天性來助益脾氣，肝脾安五臟平和。多吃新鮮蔬菜如春筍、菠菜、芹菜、苦瓜、木耳、油菜、山藥、蓮子、銀耳等食物。如果在春季有口乾舌燥的感覺，或咳嗽，就應多吃些山藥、蜂蜜、梨等具有潤肺止咳和滋陰清熱功效的食物，少吃煎炸和動物脂肪類食物，亦盡量減少進食油膩和刺激性的食物如辣椒、蔥蒜和胡椒等。山藥赤小豆芡實湯有助清熱健脾止癢，改善春季容易出現濕疹等問題。玫瑰菊花茶具滋潤明目降火之功效，可疏肝解鬱，清熱解毒，可治牙齦腫痛、口腔乾燥、便祕等問題。

驚蟄，是覺知春雷的威力，並享受自己心中甦醒的感覺。每一天都是新的，每天早上迎新的一天，每天活出一個新的自己，自己創一個美妙人生。春雷一聲，在地天合鳴共振的甦醒中，天賜良機，大地欣欣向榮，生命充滿驚喜，新年的輪動才正式起幕！

春分

3・20－3・22

中華文化對於四季排置法是以二十四節氣中的「立春、立夏、立秋、立冬」作為四季的始點，「春分、秋分」及「夏至、冬至」作為中點。西方文化於四季的劃分則是以「春分、夏至、秋分、冬至」作為四季的始點；譬如，春季從春分開始，至夏至終止，而夏至又同時是夏季的開始。西方國家所處的緯度較高，離地球黃經與赤道交會角較遠，以「二分二至，二分—春分—秋分，二至—夏至—冬至」作為四季的起始點，這樣要比「四立—立春—立夏—立秋—立冬」更能實際反映當地氣候。但是，西方的「二分二至」劃分四季的方式會比中華傳統中以「四立」劃分的四季晚了一個半月。雙方的季節文化原無對錯之辯，無論如何，一年中最重要的四個節氣的確是春分、夏至、秋分、冬至，而以立春、立夏、立秋、立冬這「四立」的導引，顯現出人類對自然界更為敏銳細膩的感受，尤其在對應身體上，以立春以來經過雨水驚蟄，一直到春分來看，演繹出春不養生，夏易病生的事實。從立春之日開始，人體與大自然的生命體就已漸呈現生發之氣，主腎陰的冬也轉入屬肝陽的春，我們東方民族如此敏感生命這樣的變化，在一天又能感應到十二經脈的交替，而在生活中配合每一經脈當時的需要，一感千年，脈脈相依。

黃經是黃道用來確定太陽照射在地球上位置的介線，是直線（另一個黃緯則是平線），在這個狀態中，地球被黃道平面分割為南北兩半球，介分四季。黃道是太陽在一年中照射在地球上所行經的路徑，在此一年中會穿越地球上的赤道兩次，分別在春分及秋分點。因為黃道上沒有切確的經度０度的點，因此春分當日陽光所照射的那一點就被定為黃經０度的位置，地球的黃經度就是整個太陽系運行時地球自轉至春分點的角度，黃色在中華文化的色系中是最為崇高的象徵，所以天體運行所創出的路線就以黃道命名。

二十四節氣是以太陽照射地球的角度分野，地球繞著太陽轉一年是為３６０度，每１５度就是一個節氣。「春分」這一天太陽直射赤道達到黃經０度，以致在一年的輪轉中成晝夜等長，冷熱平均，此時也是人體內陰陽取得平衡非常關鍵的一日，應要清晨即起，走到能夠見到晨光的地方，面向光深呼吸，有如將那光輝吸入身體內。春分過後，北半球的陽氣更為升發，陰氣則衰，白天漸長。春分時節雨水多，氣候溫和，春生萬物，各種美妙的能量也都在春季展現。

春分養生即在養陽，必要早睡早起，不熬夜，不生氣動怒。由於春天是養肝的季節，肝屬木，木燃燒生火，若沒有養好肝就容易上火。飲食應取能疏肝解鬱，清血消腫的食材，避免吃辛辣油炸燒烤等易上火的刺激物，進補食物亦需少吃。肝是人體的化學工廠，所有外來的食物及情緒都需要肝臟轉化，事緩則圓，若是情緒緊張，累積壓力，造成肝功能的受困，則傷脾胃。春木剋脾土，脾胃不舒服、胃痙攣、腹脹、消化不良。肝木旺時，胸悶，心肺不爽，甚至引發肺炎；

身體的不適造成情緒煩躁、易怒，容易與人發生爭執。腎水不足時容易耳鳴，春分後，免疫系統反應升高，身體內部會有些變化，反應都因人而異。會發作的症狀有：背部、頸脖、手外側長疹塊，皮膚發癢，鼻子過敏、乾咳、打噴嚏、流鼻涕、打嗝、牙痛發炎、喉嚨痛、扁桃腺發炎、持續發燒、舌頭破、胃潰瘍、關節發熱、水腫、肌肉痛、上吐下瀉、排氣等狀況。並容易便祕、肌肉腫、骨頭腫、手肘腫、膝蓋腫、腳腫等發脹水腫，有時會影響到心臟的安定節奏。體重若突然變重或水腫超出太多時，要就醫找出根源。

外在天氣由寒轉暖，血管壁也同時開始由冬寒萎縮到春暖擴張，這樣的變化從頸部開始延伸到頭部。血管壁擴張後血液通路變窄，氧氣與養分較不易回流到頭部，腦部容易缺水、缺氧，會頭暈、或間歇性的頭昏，甚至昏倒、跌倒、栓塞性中風。

節氣養身

●胃不適，拍打「足三里」、「陽陵泉」讓肝氣紓鬆緩柔。手握拳敲打位於大腿內側的「血海穴」、「百蟲窩」舒緩脹氣。拍打小腸經的「養老穴」，拍至手肘。（見「足少陽膽經」、「手太陽小腸經」、「足太陰脾經」、「足陽明胃經」、「經外奇穴」。）

●留意濕氣。若是感覺手臂沉重的不易抬起來，走路時覺得小腿沉重不易抬起，腳步難行進，膝蓋水腫，腿上留有襪邊鬆緊帶的深勒痕，就是濕氣上身的徵兆了。喝些春茶加枸杞、決明子、甘菊的祛濕茶，拍拍膝蓋關節，適度運動發微汗；泡澡（加入適量海鹽）或泡腳。讓身體內的水分能適度的調節，讓造成濕的水氣宣洩導引出來。

●搓鹽澡。皮膚毛細孔不通暢時，汗濕無法釋放出去，就會產生皮屑、疹塊。洗澡時把肥皂抹上細鹽，搓一搓身體，幫助皮膚打開。身體垃圾就較易清理出來，也就不容易拉肚子。皮膚透氣就有光澤。

●春分，與胸椎第十一椎對應，此時節長風疹時，以玻璃杯口轉圈式地按刮胸椎第十一椎；拍手肘內側、中心，及外側，深按「合谷穴」。第十一椎也同時與腎、輸尿管相關。（見「手陽明大腸經」。）

春分後，白晝愈來愈長，黑夜愈來愈短。吾輩也因陽光而增長心智體能，愈活愈美，不好的事愈來愈少。

時常找時間踏青郊遊，在山野中暢懷歌唱，兩眼多看樹梢葉間的陽光，多看綠色大地；多用呼吸與大自然交流氧氣，多找機會光腳踏草地、泥土。多練功，多與人分享自己的感受。

多吃綠色蔬菜有辛香味的菜，如芹、香菜、韮菜、九層塔、魚腥草、香椿等葉菜，多吃當令鮮蔬，如綠豆芽、花椰菜、毛豆、高麗菜等，都是能滋補養肝的上品。春分吃春菜，春菜是到郊野摘來野菜，加些薑末煮成春湯，喝下以洗滌肝腸。也可煮粥，可以清熱解毒。

春分，為自己許願，願日日能夠貼著生命生活，細膩觀察自己的身心狀態，大膽實踐。謙容地在每日生活中開心的享受春天帶來的美，享受春的眷顧。

清明

4·4—4·5

「清明」，春分後十五日；緣於之前雨水、驚蟄與春分節氣的落雨清塵，而使此時「萬物皆潔齊而清明，蓋時當氣清景明，萬物皆顯，因此得名」。大地在春雨、春陽的洗禮加持下顯得清淨明朗，就成「清明」。此時，氣溫回升，天氣雖仍乍暖還寒，萬物持續生長，是耕種的好時節，是為自己這一年立下的願望踏階而上的時機。因為天氣仍不穩定，早晚溫差也可能還偶而懸殊，人體的生理機制在似乎適應了春來的溫和當時，對於突來的春寒又容易失衡，清明時的雨水會較春分多，氣溫會隨著落雨而下降，雨過天晴後，氣溫也又再繼續逐漸回升。清明後，寒流將不再出現。

清明時節梅雨讓濕氣濃漫，是風邪與濕邪侵擾人體的時候，此時易生：風濕性關節炎、過敏、上呼吸道感染、脾胃消化不良、疲怠睏乏、水腫、頭暈等症狀。春末水氣重，肝木生心火，疲睏是正常的反應。心氣易悶，心跳不穩，氣血無法順暢回流，有動即喘，血壓上升，造成頭暈，及腳步沉重。心的能量不足，眼睛會乾澀，肩痠沉重，手腕腫脹，延伸至手指發腫發麻。清明時節手不舒服是常見的狀況，不用擔憂，手臂常高舉，高過心臟的位置。老人家走路時腳踩不穩，是心臟氣血不足的現象，是血氣突然來不及回流的緣故，血氣中的營養供給不及，腿腳就會突然失靈失控，應多注意保暖防濕，免受濕邪誘發關節疼痛。

要預防感冒，留心感冒引發結膜炎、腦炎、痲疹等傳染病。春天萬物萌生，同時也會舊疾復發。清明節前後氣候變化多，人體在寒暖不定的天氣變化中，毛細孔疏鬆，對外界的抵抗力減弱，容易染疾病，持續冬天的防寒保暖，調理身心，包容且喜悅大自然迷藏般的無常，似嬰兒般的鮮活，一陣風雨一線豔陽，不停地變臉；但是，要警覺。

情緒急，易生氣，惹火上身，就容易口渴，喉嚨乾咳。腳外側痛，胃不適。腎水養肝木，若是個性急躁易怒，火就會很快燒乾水。腎水不足，無法氣化調節身體系統地運作，會有耳鳴、乾眼狀況；腳趾縫皮乾裂、腳跟疼痛。學習安撫自己情緒，讓腎水常潤，火氣平和。經常補充水分；慢慢地，優雅地喝水，感受身體所有器官在水的流動中受到滋潤安撫，不必等口渴才喝水，讓喝水這件事成為自我欣賞內心與水連結的行動藝術，讓自己的身心覺知因水的流動洗滌滋潤而更為清明。

若有腎盂炎、腎結石、尿路結石在此時出現症狀，理當明白是因為去年冬天沒有顧好腎，可以稍微憋尿一下，小便時也可順便隨放隨停，訓練一下泌尿系統的結實與耐力，可以因此漸漸改善；注意在清明節氣很容易尿血，可煮桑椹和桑葉水喝，有助泌尿系統的清理疏通，也對心血管有益。

天氣的確轉熱了，卻因梅雨氣候而含濕氣，使得肝木沉重，水不易流暢調節，水的運行受困，造成腎氣不足，腳跟會因為肝腎受阻發出小顆硬粒，早上起床時踩到地會有疼痛感。

清明此時節膽開始進行修復，腿外側膽經會出現疼痛現象，過去有膽出過問題的人，要多留意。

節氣養身

●心臟不適，胸悶：先拍左手肘六下、再握拳輕敲心臟三十六下，重複數回，能穩定心，重回原來的規律節奏。

●輕輕拍打心經的「神門穴」到「通里穴」。（見「手少陰心經」。）

●用手大姆指揉推另一手的「太淵穴」至「魚際穴」至「少商穴」。（見「手太陰肺經」。）

●倘若眼睛不舒服：眼淚屬肝木，清明時節容易流眼淚，並且會有刺痛感，按揉「養老穴」將眼睛的垃圾經由小腸經導引出去，通暢眼睛血管，同時可明目。（見「手太陽小腸經」。）

●拉耳朵（向上、向下、平拉）反轉耳朵，眼睛也會連帶著放鬆。

●拍打膽經的「光明穴」到「懸鐘穴」，讓眼睛明亮。（見「足少陽膽經」。）

●清明節氣對應胸椎的第十椎。第十椎同時對應腎，與腎病、血管硬化、怠倦、腎盂炎、腎炎相關。若在腰部褲腰鬆緊帶一環有明顯勒痕時，要留意，並每天多揉按壓第十椎，晚上圍腰睡覺，保持腰腹溫暖。

●清明時節飲食宜溫，多進食時令蔬菜水果。清明時期適合進食地瓜、白菜、紅蘿蔔、芋頭等食品，溫胃祛濕，多吃野菜、山藥，護肝養肺。多吃綠葉，菠菜大量，香菜、芹菜、香椿、韮，吃豆皮比吃豆腐更營養，芽菜少量，刺蔥、花椒、馬告（台灣胡椒）都好，多多去認識台灣野菜，去創造吃菜的美好與趣味，水果吃台灣山蕉、木瓜、草莓。

●多走路，盡量走泥土地，草地，上坡路，下坡路，自由甩手大步走，一步一印。多跟樹相處，聽鳥、水，早起大聲念詩唱歌，有太陽便曬，小雨可散步，時時看天空。

清明要「修草」，掃墓、祭祖，修草時不必連根拔起，象徵著自己心中要除妄回原，但是仍然明白植物眾生原生而平等，樹根草根均守護大地土壤，提供生命的營養給動物界的生靈，感謝小草收集雨露給土地，感謝大樹平衡亙古以來的大地，感謝祖先的深恩，一脈血源，承傳肉身，如今在世行事，要讓自己的頭腦重返清明，除妄清明，回原能看到自己的來處，才會清楚自己下一去處，該捨即捨，多做即亂，放下、捨去、除妄、回原，真誠感恩先祖與大自然的賜與，真心面對自己存在的珍貴意義，這便是清明。

春雨水洗清清明天，清明地，清明靈性，天地人合一，真美如是，活出自在自由自覺自明。

穀雨

4・19－4・21

「穀雨」，春季的最後一個節氣，穀得雨而生，寒潮天氣已結束，梅雨季接著來臨，是穀類作物一年中主要的生長期。秧苗作物，初插新種，最需要有雨水的滋潤，恰好此時的雨水多，雨生百穀，草木欣榮，每年的第一場大雨幾乎就出現於此時。穀雨也同時是唯一物候、時令與農事緊密對應的節氣。

穀雨天氣變化不定，時晴時雨，時冷時熱。穀雨過後，春天即盡，夏季到臨，穀雨雨水多，生物長得快，同時濕氣滯重。古有諺語「穀雨陰沉沉，立夏雨淋淋」，穀雨多濕，自然要有一套順應節氣變化的養生法，如果之前沒有用心善待身體，春末則易百病叢生。

暮春穀雨後即是立夏，此時當春夏交際，早晚空氣中的濕寒度變化大，過敏性疾病特別容易發作，要特別注意呼吸道以及皮膚過敏等症狀。季節交替，免疫系統因溫度上升的濕氣而變得十分脆弱，吃錯東西、或因空氣汙染，病菌很容易就因此侵入體內，要注意防病菌感染，尤其是過敏性疾病。氣溫已升高，雨量亦增多，體內的熱和濕氣相結合，就形成「熱濕」，誘發老人家關節疼痛、腰背疼痛，風濕病或哮喘發作等。兒童則因扁桃體腫痛、支氣管炎，咳嗽等症狀讓大人生憂。連連的噴嚏、流鼻水、過敏症、斑狀的蕁麻疹、蜂窩性組織炎、發燒、感冒、傷風、扁桃腺發炎、上吐下瀉、筋骨酸、關節痛、痛風、皮膚癢、長疹子，或疹塊，愈抓會愈癢。

穀雨的濕氣會使空間變得沉重，身體容易受到濕邪阻滯氣機而影響筋骨肌肉的靈活，並且誘發關節疼痛，身體各部都難以屈伸，濕氣同時會造成身體浮腫，影響新陳代謝。除此，濕氣過重也會造成胃腸運籌困難，造成消化不良，排便黏稠，解不乾淨。身體濕氣特別重的人，呼吸會不順、肺會積水、會喘、眼睛會腫、時感疲勞想睡、元氣下沉。身體滯水時，會出現腳氣濕、關節腫痛、髖骨痠痛、臀部痛、手指腳趾腫脹痛等狀況。水氣調節不順時，連耳朵也會有問題。大腸為傳導器官，過濕寒涼時，大腸就極易失去調節水的平衡，會拉肚子、溏泄。

穀雨前後，春花齊放，是花粉飄飛，過敏發作，也是憂鬱症等身心症的發作期。春季憂鬱症的發病原因在於「肝氣鬱結」，肝屬木，木需要舒展，一旦肝氣鬱結，有如樹木被壓抑捆綁，有如盆栽，無法隨心所欲地抽枝生長，就會感挫憂鬱，甚至悲傷大怒，情緒紊亂。春時養肝，抓住這個時機調理肝血，以當季的食物疏肝健脾理氣，調補肝血。

暮春，心臟系統也要將行調整，心氣弱時，易心悶、心悸。尤其因天氣轉熱，大腦血管逐漸擴張阻礙腦內空間，使血液的回流不得順暢，會因此而頭暈，並容易因此跌倒。

清晨醒時，先平躺在床上，先呼出一口氣，感受身體的重量下沉入床，再深深吸氣感受新的一天，揉揉肚子，拍拍身體，動動腿腳，活絡手指，從頭到腳好好地觀照自己一下再起床。在穀雨時，要以呼吸播下安頓心念的種，並插下身體堅實又柔軟存活的苗，在每天晨昏交替的轉換節奏裡，肉體的行住坐臥，吃喝拉撒都是開啟我們明白萬物依緣隨時輪轉的契機。唯有明白了身體存在於不同時間節氣，不同空間環境，了解內在與外界的對應關係，才能健康開心的生活。

節氣養身

● 用拳敲「環跳穴」，此穴是膽經的中樞。打通上下關節，讓身體中樞循環順暢。雙手半握拳，同時敲兩側「環跳穴」，一百下。

（見「足少陽膽經」。）

●做「蹬腳跟」運動。腳跟離地，以腳尖支撐身體重量，保持平衡後停住，深吸一口氣，腳跟慢慢隨著呼氣重新踏地，腳跟踏到地上的同時，用口呼盡身體內的氣。重複三十次，讓腳的氣往上走。

●拍脾經「三陰交」幫身體排濕氣。左、右腳各拍一百下。（見「足太陰脾經」。）

●節氣對應第九節胸椎，影響腎上腺。腎上腺亢奮時，情緒易因亢奮而失眠，心跳節奏快速。第九椎處若發疼，揉揉此處，時時觀照身體，不忘呼吸。

●春末，心火弱時，木（肝）濕而生不上火（心），心氣就會不足，心肺功能就會受到影響，可喝四神湯協助體內排水。

●肌肉內滯水，身體會水腫，心臟跳動無力。泡鹽水澡可排去肌肉的滯水。每天適度運動到微汗出，藉毛細孔將水排出體外。

●耐心的利用鼻口交替深呼吸，給心臟能量。適度的喝水，才有能量代謝。慢慢生活，配天生活。

●穀雨可揉按的穴位

肝經：太衝穴、行間穴。

脾經：陰陵泉、地機穴。

胃經：豐隆穴。

（見「足厥陰肝經」、「足太陰脾經」、「足陽明胃經」。）

上善若水，水具財氣，穀雨時，雨水灌溉大地使萬物生長，生生不息，財寶正是這生意生氣所渙發的能量，善行善念若水就下，隨順著大自然的神妙進入來夏。心清，身輕，穿著淺色明亮色的衣服與陽光相應。

穀雨飲食可吃淮山、芡實、薏仁、扁豆、小紅豆、陳皮等食物以健脾理氣化濕，四神湯是當季的安神補品，強烈忌吃生、冷、肥、膩食物，以免又進一步損傷脾胃，加重體內濕氣困留；麻辣以及辣椒、胡椒等大辛大熱的食品均不宜食，為防邪熱化火，避免喝冷飲，及吃剛從冰箱取出的食物。祛濕利水，消腳水腫，多吃黑豆、冬瓜、山藥、百合、木耳等，用來入菜或熬粥，最養脾胃。黑芝麻配麥芽糖，在早上九至十一點脾經運行時吃有助於緩解精神壓力，調節情緒和紓發憂鬱。

「穀雨祭倉頡」，倉頡造字掀開了中華文明的序幕，上天下穀雨以慶賀；我因此緣也才能以節氣文字分享生命與生活中，配天配地的存在秩序。穀雨當日同時是茶節。「清明見芽，穀雨見茶」，穀雨這天的茶喝了能清火、辟邪、明目。穀雨摘茶，這天若有機會去茶山摘一些新茶來喝，才真是爽人；不然，也可就家中現有的好茶泡上一壺，大杯喝茶，也是應節。文化與生活是同一件事，當下時機就是生命延伸的密碼，緊密地貼著活。

夏

立夏

5・5－5・7

「立夏」，接著春天，開始了夏天，氣溫明顯的升高，炎暑將臨，雷雨增多，是所有植物在一年中生長旺盛的重要節氣。白日變長了，陽長陰消，草木繁茂；夏屬火，火氣通於心，夏季與心氣相通，走心經，主血脈，五行中屬火。

這個時節要養心。立夏所賦予人類的意義是，讓心中明白時空與肉體相應的關連，而建立一年一度天地在此時運轉的狀態，讓自己能夠謙歛養心的時機。當心在火元素中不知所然的忙碌跳動，致使呼吸淺短而急促；於是此時，就是學習往內收斂不定的心，少言語，常微笑，同時過著飲食清淡的日子，以調息定心，平衡心火。

中文的「心」有多重意義，除了肉體心臟，還有思想「心」，意識「心」，意志「心」，覺性「心」……，都是內外彼此影響，相生相應。因此要內外兼顧，才是究竟養生。

肉體心臟在夏至節氣時機進行維修，在進行的過程中，熱脹冷縮，因熱而擴脹的血管壁使得管壁空間變狹窄，漸漸影響血液順暢流通，呈現體內的反應有：胸悶、呼吸不順，呼吸所引的氧氣不能深入心肺，身體會覺得格外的疲累。這樣的狀況會呈現眼袋腫與手掌心寒濕，這是心臟因氣溫上升，而春雨時所留滯的濕氣，因天熱而蒸發出於地表，游滯在空氣中，含濕凝重的空氣不能順暢被鼻孔吸入體內，造成體內氧氣不足，於是氣力不足，容易暈眩；心臟血液循環回流不良，膝蓋以下容易水腫，腳無力踩地行進。

所以，思想念頭的「心」與意志「心」要幫忙自己培養慢慢走路的習慣，多做深呼吸運氣，讓橫膈膜因此而能上下推展心肺與胃腸，自然能以開懷寬容的心胸開啟呼吸的深長，有助於血液循環的回流。通暢的血液循環，有助於心臟律動的穩定，也有助於安心放鬆。

留意不要讓自己大汗淋漓，體力損耗過度，太累就損傷到心臟。順應自然界晝長夜短的變化，一定要早起迎日出光輝，以享天地的清明之氣。午時心經當令，午休養心，閉目養神，半小時即可。

謹記在心：「慢」能幫助呼吸深長，「靜」使血液循環有足夠的時間延續，就是在延長自己的時間，自己的生命，養慢養靜，就是養生，以及享受生命之美。

身體需要時間來調節氣溫的轉換，習慣總還留在上一個節氣，而錯愕於接著來的轉變，在轉變中會出現：熱感冒、頭暈、內熱持續低燒、中暑等症狀。會因此影響睡眠，引至肝火旺盛，引至脾氣不穩，引至易患胃潰瘍，十二指腸潰瘍，引至胃口不好；加上免疫系統突然過分因氣候轉熱而旺盛，此時就又會引至：牙齦發炎、扁桃腺發炎、頸脖腫、關節痛、膝蓋痛、痛風發作。若是再加上喝水不足，泌尿系統很容易出問題。氣積在下腹時就會有凸腹出現。

節氣養身

●調心氣。每天，無論何時，深呼吸十五分鐘，氣若夠深長，就試著一分鐘呼吸一次。呼吸是連結肉體與心靈的橋梁，健全的心靈是肉體健康的基礎。先以鼻連續呼出三口氣，再以口繼續如接力先把剩餘的氣長長地投出，再吸氣。吐氣時，肚子盡量往內收。心氣要靠靜養而生。心氣不足，做任何事都會覺得吃力。讓自己慢下來，如果發現自己的心是焦慮的，就接受自己當下的狀態，面對焦慮，看著自己這顆焦慮的心；盛一杯熱水，等待水慢慢地降溫，再慢慢地喝，讓水慢慢澆熄心中的焦慮，讓熱水的蒸氣滋潤整張臉，吸進鼻孔，同時滋潤肺部。

●小腿是人體的第二個心臟：所有屬心的動律與平穩都建立在小腿氣流的順暢。每天拍小腿正、後面，從膝蓋拍到腳踝。左、右腿各拍一百下。

●用拳敲「環跳穴」，此穴是膽經的中樞。打通上下關節，讓身體中樞循環順暢。雙手半握拳，同時敲兩側「環跳穴」一百下。（見「足少陽膽經」。）

●按揉拍打胃經的「足三里」、脾經的「陰陵泉」，紓肝脾氣。手臂大腸經的「手三里」，安撫胃腸，拍打小腸經的「養老穴」，拍至手肘。（見「足陽明胃經」、「足太陰脾經」、「手陽明大腸經」、「手太陽小腸經」。）

立夏吃立夏飯，將紅豆、黃豆、黑豆、青豆、綠豆五種顏色的豆子浸泡三個鐘頭的水，去水後與米拌在一起煮成五行飯。豆類食物具有化濕補脾的共性。除此，夏日宜吃瓜果，瓜果自身水分多，味道清甜，助生唾液，能夠自然補充人體水分，同時消暑清熱，又去水腫，又當季。青、紅、黃、白、黑五種顏色對應到人體的肝、心、脾、肺、腎。入夏多吃紅色食物養心護心，可助體內生血、活血。除了五行飯，也有番茄、紅蘿蔔、枸杞、紅棗、紅豆等紅色食物可以多吃。

莫要等到口渴才喝水，感到口渴時，體內津液其實已開始損耗，體內各器官功能已缺水。春夏交替，此時肝氣已弱，心氣漸強，飲食味養應多食酸，漸去苦，補腎助肝。天氣熱，汗多易失水，除了要多喝水外，酸味食物，如檸檬、草莓、葡萄、山楂、鳳梨；酸有收斂功能，既可預防流汗過多耗氣傷陰，且能生津解渴，健胃化食。

立夏萬物常長，同時身體也應時「長」骨本。早晨傍晚只要有陽光出現，就出門浴在光中，可漫步，可曬背，排體濕。夏天曬太陽所得到的維生素D會儲存在脂肪中，在日照不足的季節釋放出維持骨骼的強健，也有助於人體新陳代謝的機制，預防早衰，晚上安睡。夏季是利於細胞再生與修復的黃金季節，完全在於太陽曬得是否足夠。曬太陽，就從立夏開始。

在立夏，依循萬物因節氣快速成長的自然現象，善念惡念的苗也同時在心中茁生，看看自己內心深處有何事卡了關；觀察自己，利用立夏這個節氣所生之念帶著自己進入深層的心靈，挖掘出所有的陳垢，出清心靈的空間再讓新的生命能量湧入。立夏萬物繁生的速度，也同樣的是，觀自心力量的速度，可進入心內的深處，挖掘陰暗處的汙穢；乘著這個節氣的時機，實踐出一種爽爽有神的生命，活現的靈感一來馬上就貼著去實踐。量力而為的，心平氣和的，爲人服務。

小滿

5・20－5・22

小滿，是萬物現象還未成熟前，所呈現各種將「滿」的過程，有夏收作物飽滿之象，也有雨水充沛盈滿之況。小滿過後，天氣逐漸轉炎熱，雨水開始增多，悶熱、潮濕的夏季即將來臨。身體血氣也跟著要充「滿」。此時的血液製造量漸充沛，血管稍微鼓脹，腦中存氧量也充足，腰勁有力，能自然早起，每天都精神十足，這也正是地球運轉進入夏季時，陽光賜予大地萬物能量的祝福。

春夏之交，在夏至之前，身體都還在調適冬春之寒轉入夏暑的工作，這時當開始養心，心為陽臟，主運陽氣，心陽能推動血液循環，維持人體的生命活動，使全身充滿溫暖，心陽並主管身體內水的代謝功能，及汗液調節。

熱起，血旺，皮膚的毛細孔就會擴開得大些，開始要排心血管的垃圾，現象會是長疹子，大多會長在心包經的周邊。身體的疹子如果長在四肢與背部時，是顯示體內排濕氣。暑濕交加，地面溫度與濕氣的交融，呈現氣悶、低壓，容易引發四肢沉重、疲勞、失眠、食欲下降、噁心、頭暈等症狀。悶熱潮濕極易引發風濕病，誘發皮膚病，如風疹、濕疹、汗斑、腳氣、痤瘡、婦科炎症、水腫、肥胖等病症。要避免身體遭殃，就要學著忌口，自制口欲，少吃濃味、辛辣肥膩的食物，杜絕這些會助長濕氣，加重或誘發皮膚症狀的食品。餐飲宜清爽清淡，赤小豆、薏仁、冬瓜、山藥等可出濕利脾，是此節氣的好食品。

外在的悶熱空氣影響呼吸系統，吸氧量會不足，血液中的氧氣因不足而難以隨著血液循環回流到頭頂，缺乏氧氣的後果是頭痛心悶、心悸。呼吸困難，也是因為心臟出水，肺積水的影響。呼氣不順，吸氧困難，因而引起心急，急躁時呼吸變喘，心臟跳動跟著加快；當心臟無法使皮膚毛細孔正常關閉時，就會出現盜汗的現象，並汗流不止；汗為心之液，流汗過多會傷耗心氣，人就感到疲憊無力。心脈與肝胃相應，心臟困悶也會造成肝胃的不適。

以五行來看，屬火的心若被外在濕氣的悶影響而受困，就會使屬金的肺無法開啟呼吸系統，拖累屬木的肝臟要掙扎著繼續不停地工作，倔強的肝木因此硬化而剋屬土的脾臟；脾胃一家，若是胃傷，則出現：消化不良、嘔酸、厭食、嘔吐感、胃潰瘍、十二指腸潰瘍；若是脾傷，則出現嘴唇泛白、嘴角炎、嘴角潰爛、拉肚子等症狀。若耳垂出現痕紋，反應心血管出了問題，留意。

氣溫升高時，心火若過旺，情緒就隨著波動強烈，緊張煩躁油生，容易引發高血壓，心腦血管疾病。小滿節氣要做好防熱防濕，身體內臟發生問題是絕對會影響心情、情緒與心理的平衡，發火生氣會引起心臟缺血，心律失常，血壓高升，情緒與肉體能經由神經和內分泌系統與免疫系統互連結合，平火安神，常存喜悅，是夏季的養護良方。

大自然中的陽氣已然充實，也同時是一個「小滿」的狀態。

端午沒來前莫把厚衣全收，莫貪涼愛現穿短袖短褲，別忘了小腿是身體的第二個心臟，保護好免受風寒濕氣，手臂內外均是心包、肺經穴道；全身的毛細孔都是寒濕氣的入口，特別是莫穿露臍裝，腰腹與下腹是女子最敏感脆弱的地帶，理應要保暖，莫為一時貪涼愛現成為一生憾事。寒濕入身易，入身釋解難。許多室內已冷氣大開，影響身體排汗系統，傷害免疫功能甚深，留意。

如此明白了節氣運轉與身體所起變化的關係，真該感恩身體敏銳的功能。每天練習呼吸，可解決身體無法適應的困擾。知足自在，少困在冷氣房中生活，時時出走山林溪湖海邊，想想是否要為了滿足某種物執，及生活型態而犧牲身體健康，想想這顆心是不是需爲外在物質世界生起焦慮。

節氣養身

●用梳子順滑肘內外側十至三十次。再從前額往上順著梳到髮根，梳頭三十至一百次。

●揉按「足三里穴」與「手三里穴」，以拇指著力按壓於穴位上再揉按，讓刺激充分達到肌肉組織深層，觀察皮膚的感受，持續按揉數秒再漸鬆。經常揉按這二穴位，能幫助調節免疫功能，及增強抵抗力。（見「足陽明胃經」、「手陽明大腸經」。）

●天氣悶熱多汗，需要充分補水，分多次喝、喝熱水、慢慢喝。流汗鹽分流失，容易有抽筋現象，可在下午三點至五點間，含一顆酸梅在口中，增生津液。

● 早晚洗臉時注意清洗鼻孔，再喝一碗熱水清洗腸胃與食道喉嚨。

● 隨時深嗅不同植物的氣味。比如喝茶時，先深深聞茶香，讓熱香氣薰蒸呼吸管道的深處。

● 小滿養生要袪暑氣、利濕氣，多吃當季的盛產的豆類、瓜類、蕃茄，及葉菜；多加香菜、芹菜、九層塔等香料在菜餚中，咖哩是很適合小滿節氣的料理，假日煮一鍋小滿瓜豆蕃茄湯，加入芹菜、香菜與九層塔醬，與家人、鄰居或朋友們分享，以慶祝立夏後，小滿豐，藉著當季食物感恩夏季，並為接下來的夏日時光祈福，同時以夏季帶來的能量融進生活裡，讓每一天都充滿光明與喜悅。

夏天是一年中由心主導的季節，正午是一天中心主導的時刻，當夏當午，心，要學會「安」「靜」，午休對養心有益，但是，不要睡得太長。

學習「小滿」的內斂，在事業工作上若有所得，有感小滿；若不如自己所期待，也莫要過於失望。讓自己在過程中充滿感恩所有所學得的，所經歷的，學習接受無法立即成功的事實，仍然一步接一步的前進。頭頂天，腳踏地，渺小如我，也能感天覺地，看到廣闊藍天，與天地共存，生命的果實在小滿時帶來希望與祝福，繼續灌溉、施肥，照顧心田……繼續珍惜所得所有。

芒種

6•5—6•7

「芒種」時節，太陽就要直射北回歸線了。日夜消長，陽陰分界，大自然重新開始了另一篇詩章。

芒種是農耕時期的分界點，有芒農作物如麥子、稻米已成熟要搶收，接著立即要趁著梅雨季節即將結束前土壤尚留著暖濕之氣時完成最後的播種，趕著種下如糯小米、小米等迎接夏陽的穀類，因此「芒種」也稱為「忙種」。萬物忙於生發，所有生物都在這忙碌的大自然中，忙碌地安排接下來的生活。地氣忙著排濕，大氣層忙著不時組成雷雨閃電，雷雨前天氣總是悶熱難忍。然後，爆發，芒種釋放出陰陽能量要分界前的壓力，要躍過這段節氣的關卡，而成為最適合收成兼播種的時機，也成為一年中農事最為繁忙的時刻。

爲了要配時交替換種穀物而如此忙碌的節氣，同時也是傳說中花神在一年中花事已成可以退隱的日子。古代社會許多不同的文化都有花神的傳說與祭儀，尤其，年輕女孩兒們各自可在花神前暗吐心事，這天便成為了「女兒節」。

雖然因爲緯度、地形的差異，每個地區氣候，都不盡相同，但是地球運轉，除了赤道與南北兩極之外，其餘每地都有四季的變化。儘管高山與海洋的氣溫變化影響了不同的氣流，卻仍在規律的自然次序下進行生命的延續。

清晨醒來感覺頭重、頭痛的現象，是因爲氣溫上升引起血管壁擴張，血液通路被擴張的管壁壓縮變窄，血液回流至腦部速度因此而緩慢所造成的影響；回流不順暢，小腿易變腫變粗，腳踝也跟著腫，腳跟會出現痛感。

天悶熱毛細孔還都未大開，流汗不順暢，加上濕氣，全身悶黏不爽；若因運動強迫排汗，也要小心勿讓身體大汗淋漓，否則會傷到心氣，心氣傷就會感覺虛脱。這樣不知如何是好的狀態正是芒種節氣進入夏至前正在徘徊猶豫，人很容易因此而中暑。若覺得肩膀緊、頭脹痛、頭暈，全身明顯乏力，非常可能已經是微中暑。

心經與小腸經互為表裡，要心臟健康就必須清理小腸中的宿便，解決便祕的問題，這段時間是小腸經的修復期，氣弱的人容易發生疝氣、痔瘡。小腸經通到眼睛，因爲血管壁的擴張所造成的血管彈性差、血路不通，張顯在眼，有乾澀感，也易長針眼。

小腸經又會影響脾臟功能，火（心）生土（脾胃）不順時，小腸是心臟的附屬器官，也是火元素，小腸不通暢時，就會使腸胃功能受阻，消化系統就不好；吃錯食物，就容易犯胃絞痛、想吐。尤其吃冰會讓火（心）弱，就很容易拉肚子、嘴內側破、鼻上長痘痘。

此時氣悶濕，倘若水分補充不夠，女生會容易發生尿道炎、膀胱炎，注意產生病變引起的發燒。身體無法順利調節氣溫的變化，這樣的悶會讓肺的呼吸功能無法正常工作，吸氧不足會影響橫膈膜的運動，接連著使胃的消化不良，刺激心臟動律。

春生夏長，在長之時，需要很多能量！天氣悶熱容易胃口不好，影響身體的調整及接下來節氣的心氣。此時就需要靜下心來，老老實實吃飯，要讓自己有能量。有能量，在生長的過程中才有元氣。

農曆五月，夏陽正蘊，熱氣喚起地底濁氣升起，自然界因此陰出陽滅，五月也因此被認為是「五濁惡月」。從前人都會忙著準備驅邪消濁，現代生活也應該在芒種時做一連串清理整頓身心的行動，以便順應暑熱來襲時的不安。

人的配天應時就要隨著時節的轉換，學習從容接受、融入，氣溫升高，心卻可以清靜自安。梅雨綿綿不斷，總是有雨停時，也可趁機在房中做些從前尚未完成的事，創作新意。空氣潮濕，可以焚香、燃燭、燒炭，衣物有霉味，清洗乾淨後可用精油薰理，肉體此時最易感染呼吸道疾病，這就有更好的理由練呼吸功法。

芒種後常洗澡可防中暑，可使皮膚疏鬆「陽熱」易於發散。但是，在出汗時不要立即洗澡，大汗後更切忌立即用冷水洗澡，莫露臂膀吹風，莫迎風，或露天睡臥。「汗出不見濕」，「汗出見濕，乃生痤瘡」。夏日晝長夜短，中午小憩可助恢復疲勞，有利於健康。

趁此時養成每天打掃清潔的習慣，早起掃地，就把勞動轉成心靈的運動，認真地清潔每一個角落，像在洗滌自己內在剩餘的不淨與長久隱藏在無明未覺心底暗處的沉塵。「勤」是芒種節氣的生活態度，用完的碗盤立即洗清；衣服床單枕套常換洗，讓滿室常有新鮮感。芒種真會讓人忙著因節氣天候轉換而增加許多觀察生活中從前沒注意的事，原本躲藏著的生物，如蟑螂、蚊蟲、飛蛾、病菌……也大量的出現在芒種忙著尋求生存，人類創造出來的空間是容不得這些被命名為「毒」的生物存在。但是，莫要忽視萬物共生的自然律，試著以另一種方式，試著免受他們現形時被驚嚇，喚起自己的勤動精神，勤於打掃居住空間，時常薰香，可用曬乾後的艾草揉捻成團，放在點香碗點燃後，待煙香生起，雙手捧著走遍每個房間的角落薰。

在歐洲，羅馬人用薰衣草、百里香、鼠尾草等植物來淨化空氣。古希臘焚不同的植物獻給不同神衹。埃及人在四千五百年前就有乳香、沒藥的使用，而中華文化中對於植物的精熟運用更是高超。人類心靈與自然界之間的連結溝通一直以植物作爲媒介，利用植物氣味調理身心就是對生命存在的禮敬。

衣櫃可以時常打開讓空氣流通，檢查一下有沒有霉味；毛巾常換，眼鼻常洗，浸泡或煎煮花草，用湯汁清洗身體或家中器皿，桑、茶，針葉樹如松、杉或白蘭花葉等等都有功效；時常往大自然中行走，多學著辨識植物，了解老天送給我們的禮物，珍惜地利用他們建立美好的生活。

明白了節氣變化對肉體會有的影響，就可以安心的面對這些在生活上會感到不悅的關卡。大部分身體上不舒適的感覺都不是在生病，而是我們這個敏感的有機體受外在節氣轉變的化學作用。調一下，動一動，拍拍背，多花點心思去學習經脈的穴位、食物的性質、呼吸的藝術，建立一個屬於自己與自然界的連結。

芒種的到來也代表夏季來臨，氣溫節節上升，熱氣、濕氣使人萎靡不振，四肢倦睏，如何紓緩這個節氣所造成的不爽？

●以玻璃杯口轉圈刮背，或拍打背部有助於打開、理順管道暢通，可預防中暑。

●依以下順序輕輕刮，或慢慢拍打：

一、左肩
二、右肩
三、左肩胛骨
四、右肩胛骨
五、左側膀胱經
六、右側膀胱經

七、左肋骨下

八、右肋骨下

九、大椎穴（務必輕輕地刮或拍。）

●中暑時，輕輕刮痧或拍打以釋放內熱。拍髖骨及「委中穴」（後膝正中處）調整氣血。（見「足太陽膀胱經」。）

●常補充水分，喝些淡淡的鹽水。忌吃冰。保持居住空間氣流通暢。

●芒種多吃瓜、豆類食物，如苦瓜、瓠瓜、絲瓜、四季豆、豌豆、冬瓜、西瓜、秋葵等，喝不加糖的溫綠豆湯，清心解火。止盜汗且助安眠。夏天喝效果特別好。避免攝取油炸、甜食類的食物，易造成腸胃悶脹、發炎。

「芒種」，心如田地，能種能長能收成；種時慎重，長時培養，收成即時。心地善良能滋養和氣，能和就能容，能容就寬大，自在也自樂；把愛播在心田。

夏至

6・20—6・22

「夏至」，在公元前七世紀的周代，中國人用土圭測日影，確定了夏至。這天，太陽直射到地球的最北端，北半球呈現全年最長的白晝，愈往北愈長。一年中節氣的「二至—夏至冬至」是一年中非常重要的節氣，當正陽與正陰之際，夏至陽氣至極，冬至陰，二至對分上下半年。夏至因為太陽直射到達地球的最北端，直射光也穿過北回歸線，在此區，炎夏烈日。夏至期間，陽降陰升。從夏至，接續到小暑、大暑，都是容易中暑的高發期，留意中暑症狀的出現，即早因應。記得經常補充水分。

中暑的根源，來自無法穩定的心。夏日天氣悶熱，火氣容易上升，難耐易煩，容易被激怒，愈急愈躁，心跳愈快，呼吸愈淺短，體溫愈高，身體失水愈多……。

中暑的狀態會是這樣：起初身體會發熱、皮膚變得乾燥而發紅、心跳與呼吸突然過快、聲音變得沙啞、舌頭潰瘍、眼睛發痠並乾澀脹痛、牙齦腫，這是心火燥所出現的狀況；大腸乃即時釋放水分幫忙降火，腸內水分因而短缺，就易造成便祕。情況繼續惡化時會發生熱的調節機能失效，身體體溫高升，汗卻流不出，悶在體內的濕熱造成頭痛、頭昏、噁心、嘔吐、視力障礙，多器官衰竭，甚至神智開始混亂、定向力變差，以致昏迷、抽筋。

另一個中暑的原因是長時間生活在冷氣房裡，身體系統會因寒氣而萎縮，筋骨皮膚因此會漸漸失去彈性與靈活度，久而久之積寒就成疾，皮膚毛細孔會因受涼收縮封起，溫度在皮膚表面被壓抑無法以出汗散熱，肺因此受困，再傷大腸，外面皮膚表層低溫，內裡卻高熱，熱悶在體內，水分再補充不足，就會中暑。這樣的失衡，傷到了五臟六腑，引起熱衰竭。

腎臟在夏天因為心火過強而造成失水，會引發熱衰竭的併發病，容易出現在身體下部：體氣集在腹部，造成腹脹，強迫腰椎前彎，影響頸椎，接連就頭痛。但是，靠冷氣解暑熱絕對不是調適體溫的對策，夏天理當出汗，排汗是人體遇熱時的正常機能，只要不是大汗淋滴不止，都是人體系統在幫助炎夏排熱，即使無法忍受過熱的天氣，也應時常注意室內溫度與身體的協調，時時找機會出外走一圈，感受豔陽，讓身體經驗真實自然的溫度。慢慢行動，延伸呼吸的深長，心一靜，自然不覺暑熱難耐。

夏至時節若是感到身體不適，不一定是因爲中暑，可以把手放在不舒服的地方，另一手置於心口橫隔肌上，用手心安服躁動的心，把呼吸吞吐放慢，慢慢地延長氣息進出的時間，如此可幫助身體漸漸放鬆，精氣復甦。

除了中暑，若有高血壓、血管壁硬化、血管密度不夠而缺乏彈力的現象，又水分不即時補充，很容易發生栓塞性中風、心肌梗塞；夏天血管壁因受熱膨脹，血液通路變窄，循環會很吃力。心臟因為血液循環的吃緊，使能量消耗而律動減弱；雖然如此，身體系統還是維持血液循環的功能，卻因血管壁因受熱脹，彈性不良，血量不足，就加重了心臟的負荷，結果會一直暴汗；血液回流的力量不夠，人容易虛脫；莫要衝動做激烈運動，會明顯影響心臟跳動，刺激血液循環加速，對韌度不夠的血管是很大的挑戰。

夏至，是脾胃修復的先期；胃弱，會缺乏食欲，胃的工作無法在炎暑時正常營運，時時會出現絞痛、嘔吐感、打嗝。脾弱，則會出現舌頭腫大，說話及吃飯時容易咬到舌頭，腹瀉。這時的確會有吃冰貪涼的欲望，或多吃寒涼的瓜果，強迫心火轉弱，這樣則更加劇胃的不適。

盡量避免長時間在高溫環境下工作，大汗淋漓會消耗身體能量，出汗要即時補充水分。另外，運動量過大，或做過於劇烈的運動，也是造成大量流汗的原因，人體出汗多了，不僅會傷陰，還會損傷陽氣。所以，夏至過後的運動，尤其是中老年人，就以散步、游泳、打太極拳為好。運動出汗後，喝一杯淡鹽開水或綠豆水，切莫喝大量涼開水，更不能馬上用冷水沖頭、淋浴，不要給自己找麻煩，一時沒事，卻是冒險在賭自己健康將來的透支，後悔莫及。

切忌流汗當下立刻洗澡，可以先用乾毛巾擦乾出汗的地方，脫下濕衣服，換上另一件乾衣，稍等汗流停止後用溫水洗。

一早起床做些深呼吸運動，迎接新日新氣，讓自己一整天都永續這種一早就種下的新鮮感種子，喝杯溫水，洗潤肚腸，平靜心火。照顧肉體，同時照顧心。學著安閒地泡壺茶喝，看看烈陽透過樹梢灑下來的影子，細聽周圍的鳥聲，自己哼一首歌，喝完茶，再吃一個芒果。是要在夏天的驕陽下培養閒情逸致，無論做些什麼事都要先安定自己的心。

節氣養身

- 訓練自己養成審視經脈圖表的習慣，幫助自我調理身體。
- 拍膀胱經，可以幫助人體濕氣暑熱排初體外。
- 中暑緊急時，當頭脹痛、頭暈、發熱、眼腫脹、上半部的顏面發紅，這些現象是因為暑熱散不出來，可拍腳後膝的「委中穴」，一直拍到「承山穴」。（見「足太陽膀胱經」。）

●按摩手：大姆指的「少商穴」、食指的「商陽穴」、中指的「中衝穴」這三點是中暑的急救穴。（見「手太陰肺經」、「手陽明大腸經」、「手厥陰心包經」。）

●用梳子梳理身體兩側，以及背腰部，幫助管道暢通。

●記得補充水分、補充水分、補充水分。喝溫熱的水，慢慢喝，養心胃。

●長時間處在冷氣環境時，身體很多部位會受寒收縮，並且卡住，感覺不舒服。這時一感到寒氣上身就馬上喝杯熱水，站起來走動一下、轉轉腰背、揉揉耳朵、搓搓手、敲敲膝肘、拍拍背，讓本來因寒氣筋縮肌僵的情況因爲活動轉好，也能生熱，並時時注意身體的變化，維持活絡。

●夏天最好的飲料是烏梅湯、綠豆水與桑葉茶。烏梅湯的配方是：烏梅、紅棗、山楂、洛神花、黨蔘、陳皮、甘草；煮一大鍋，煮好後濾渣裝瓶放冰箱，喝前再加熱。體內濕熱的人一早起床會發現舌苔厚，只喝綠豆水就可調理，製作的方法是這樣簡單：綠豆洗完之後，泡在溫熱的水中讓葉綠素釋放出來，泡到綠豆水變成淺綠色的時候，就可濾出綠豆水，放涼後即可飲用。不需要把綠豆煮爛開，煮爛後的綠豆澱粉是偏濕的。桑葉茶的製作也是用溫熱水浸泡新鮮桑葉，湯水色轉呈淡綠色時就可以飲用了，夏天忌食口味重的食物，忌進補，晚上忌吃水果。無糖的綠豆湯、豆類、苦瓜、芹菜等可常吃。

芒種是梅雨季當季，降雨較多，等過了芒種以後，颱風就出臨。

等到夏至來臨，就要開始進入颱風季。

芒種後，接著是夏至，夏耘的工作就隨著要做了；要耕耘自己的心田，一條一理，耘平過貪或過怨的、過忙或過亂的，現實世界裡所有不合理的，運用身體的覺知與意志，如一架耕耘機、耘過所有強行刺激與無感痲木的雜草，在不停重複的日出日落裡耘出平衡與新意；學著在生活裡內觀自己的生命，這就是知足能樂。

「夏」是人在驕陽之下，在教人就「下」，臣服；與「夏」同音的「嚇」，是教人敬畏大自然龐大而神妙的整體能量，生活在高科技機制的現代，人仍需降伏於自然節氣的變化，二十四節氣與人的五臟六腑，及所有的身體系統從來沒有因時空的變遷而有所變異，十二經脈的發現與應用至今日也從未過時；有限制與戒律則有敬畏與轉念，有不適則有內省，則有啟發。創造，適用於地球上全人類。身體是上天與父母賦予每個靈魂最珍貴的禮物，利用每個節氣的轉換，為我們的肉身加一層飽滿的光。

小暑

7・6—7・8

「小暑」正是節氣進入「長夏」的開始。三伏天的初伏開始，文末將說一說三伏天的意思。節氣中的大小暑明示氣候炎熱的程序，老天眷顧，若氣候突然進入酷熱，人體必不能適應，作物也無法成長收穫，所有的生命體都需在循序漸進的線條，配合大自然的溫度雨水的條件下合作共生。

梅雨季已過，從此就是颱風季節了。地球上所有生物、微生物等一致受溫度雨水的高低多寡的影響產生生命變化。所以，古時的觀象會意也即是明白的傳導後人要從植物的生長與其他動物的生存狀態，了解自己在時序轉換時的需求與自處的智慧。人類與萬物共生互享地球資源的意義才是現代與未來生命平安永續的基礎。

如今在自由的國度生活，每個人都是如舊時的皇族，自由給了我們充分的能力可以選擇所有方式生活；躲不過的是節氣轉換，日月消長，那就趁此訓練自己服膺於這自然的道的節奏；此時應將衣服、棉被、書籍等拿出晾曬，以除之前雨季的濕氣。此時台灣盛產芒果，多吃生濕毒，一天一顆，深感幸福。

以身體而言，火（心）生土（脾），小暑是脾胃辛勤工作一整年後的修復期。「長夏」其實只有短短的一個月，相應於身體上的脾功能徵狀，會因暑熱燻炙而特別明顯，進而影響心情。

小暑走脾經，脾臟管理胃與大小腸，五行屬中，輪到脾當家的時機剛好在一年之中，脾臟位於肉體中部，主運化，這期間氣溫高標，胃口不好，有時甚至會胃絞痛、想吐、打嗝；身體有無力感，無名的虛弱，易怒，情緒起伏大。脾不養紮實就無法勝任消化系統的重任，容易溏泄、免疫力虛、造血功能差，女子生理期出問題，無法控制血量，引發疾病。長夏之時，心急，火生土不順（心無法安定以養脾），容易犯腸胃。火氣大，氣往上升時，鼻腫呈紅；心火煬肺金，咽喉痰多。脾火大的人，則嘴唇焦黑、唾液不足。內熱散不掉時，人易煩躁，脾氣大。

若發生大腳趾甲溝炎，小腿內側、四肢關節、臀部出疹，是因為正在進行清理脾經累積過多的垃圾。喝冰水，常吃西瓜、脾一定會累積濕氣；脾濕，則會出現舌頭腫大、吃飯說話容易咬到舌頭、溏泄。脾主肌肉，小暑在調整脾臟時，肌肉控制也會有失靈的現象，會失手打破東西、跌倒、割傷，要留意。腿及臀部的肌肉若現消溶癱軟，是正在反應脾臟的營養運化功能不良。此時節，時有疲累感、時抱怨生活苦……，正是受小暑節氣的影響。

夏季的炎熱影響毛細孔開泄，寒氣極易由因受熱流汗開敞的毛細孔侵入人體，導致陽氣暗損。身體在燥熱的情況下，突然下到冷水裡，身體受到冷的刺激而造成不適，一冷一熱易得風濕。即使是熱水洗浴，亦要注意洗浴後避夏之陰風，嬰兒及小孩更需注意。

夏日不吃補，會使暑熱不消退，本來已經逐漸消退的暑熱，會再現，會讓身體狀況非常不適。

世間萬事都是在鍛鍊，磨鍊，訓練我們熟練於耐性的培養，能自在的游於生命之海。就貼著節氣的陰晴寒暑轉換過生活，配合生活出現的所有錯綜複雜，隨時覺知自己的狀態，及與外在世界的連結關係。

節氣養身

● 拍腳底的「湧泉穴」，養陰降火，在早晨起床和睡覺前按摩拍打效果最好，紓解上火出的口乾舌燥、頭暈目眩、及焦躁不安等。

（見「足少陰腎經」。）

●拍腋窩的「極泉穴」時，寬胸安神，氣血調和，調適燥熱引起的煩躁與不穩的情緒。（見「手少陰心經」。）

●拍髖骨上的「環跳穴」，拍膝蓋內側的「陰陵泉」時，利尿排濕，清出脾修復後的垃圾。助運化、去脾濕、消水腫。（見「足少陽膽經」、「足太陰脾經」。）

●中暑，內熱、皮膚燒、大多數人中暑而不自知。夏天每天洗完澡後可以玻璃杯口轉圈刮背痧，出痧時不傷及微血管，協助泄出內熱。

●頭脹痛、頭暈、暑熱散不出來時，讓陽氣往下拖出，拍後膝中的「委中穴」。從「委中穴」拍到小腿腹肌下尾處的「承山穴」。

（見「足太陽膀胱經」。）

●剛進入小暑初期，心火要生脾土，但是，土及水氣都卡在「承山穴」，拍一下這個穴點，就會不容易中暑，大量流汗時，多補充食鹽水，可防因電解質不平衡而腳抽筋。

小暑至大暑期間的暑氣最容易讓人中暑，多留意。天氣悶熱，血管熱脹、氧氣運到頭頂不足時，就會出現頭昏眼矇，一感覺有此現象發生就立刻閉眼休息數分鐘，慢慢的深呼吸，加長吸氣的時間，再呼氣，引導身體全然鬆開，感受炎熱包裹著全身，並接受這熱的感受，一念之轉，就能享受夏季的飽滿；能接受就能享受，就會更深入生命之海的曼妙。

經過立夏，小滿，芒種，與夏至，太陽的光熱已經足以將水泥牆所積長的水曬乾，房子乾了，再把房子裡的冬衣被褥、書籍掛放在有陽光照到的地方晾曬一番，若無冷氣困擾，時時開窗，使室內氛圍隨時鮮活，小暑的太陽可去霉、殺菌，所有冬春的濕寒陰晦都可讓小暑至大暑期間的陽光曬透。

肉體也是如此，趁這一個多月的三伏時機多曬身體，趁陽氣最盛時，讓光熱也把冬春以來被封住在身體裡的濕寒氣蒸發釋散，藉夏陽調整氣血，防治疾病，冬病夏治，無厭於日，白天外出曬陽接光十五分鐘，讓陽光中的紫外線紅外線穿透皮膚、肌肉、骨髓。善用午時的太陽，在中午一點前後、經絡走心經之時去曬太陽，曬一曬，藏一藏，時間不要過久。曬後適時補充淡鹽溫水。

三伏天

三伏，初伏、中伏和末伏，出現在小暑、大暑與處暑間。是一年中氣溫最高、氣壓最低、濕度滿大、風速很小、潮濕悶熱難忍的日子。三伏天從七月十六日至七月二十五日進入初伏，中伏七月二十六日至八月十四日，末伏八月十五日至八月二十四日，共四十天。

在三伏天，每天泡鹽水澡，曬太陽蒸烤身體，可祛濕除熱，不易中暑；尤其是冬天骨頭會痠抽痛的人，趁著三伏日祛寒，排出肌肉的滯水、清理骨髓的寒氣、祛除冬春殘留的寒病，冬天再來就不會手腳冰冷、也不咳嗽、關節風濕痛也會隨之解除。

在此陽氣最盛時，莫貪生冷寒涼食物。吃冰或赤膊露腹貪涼，皮膚外冷，吃冰內冷，而中層內熱沒有出路可散出時，則在體內衝撞，肌肉特別容易痠痛、身體內燒、中暑，五臟六腑則容易受傷。

三伏天熱，煮「三豆湯」喝，和著綠豆、紅豆、黑豆，清體熱解暑毒、幫助釋出身體深層的濕寒。

此時正當蓮子收成，可取蓮心，加陳皮、烏梅一起煮水，可解心火、降熱、降火氣，助汗水收攝，同時泄脾胃之火。特別在口舌生瘡時，額頭、鼻子長痘時，喝蓮心茶，可以幫助緩解。還可以安神，助眠，夜晚無惡夢，隔天早再喝，靜心。

發現自己心煩氣燥時，以深沉呼吸調息，放鬆全身，放下思維念頭。在晚上九點至十一點，三焦經時，靜坐十五分鐘。專注於呼吸。舌頂上顎，眼睛微開，眼觀鼻。觀自在。

服伏三伏天，顧身體、顧心情。不急不躁不煩，不匆忙行事，能耐慢耐靜耐煩耐熱。於酷暑反覺進入心的清靜。徐步慢行，靜心，慢下來、慢下來、慢下來，再慢；別忘了，愈是急、愈是躁，心跳愈快、呼吸淺短、體溫愈高、水分失去多……，靜下來，入緩和，煩悶浮躁就服伏於心了。

大暑

7·22—7·24

大暑節氣正值「三伏天」裡的「中伏」前後，是一年中最酷熱的時段，是一年中日照最烈，氣溫最高，雷陣雨與北回歸線亞熱帶地區颱風最頻繁，降水量最多的節氣，高溫多雨是這個節氣的特徵。雨熱同期，成為農作物生長最迅速的時期，有些地區會出現乾旱，有時淹水，天災一發生就要立刻搶收搶種，抗旱排澇防颱在此時的台灣田間農事管理上，是當務之急。

大暑是夏天的最後一個節氣。

冬病夏治，在冬季發作的病當在夏季利用陽光高熱使寒濕引發的病得療癒，如慢性支氣管炎、肺氣腫、支氣管哮喘、腹瀉、風濕痺等虛症，暑夏是最佳的治療時機。

但是大暑正處於長夏，暑熱最易傷到心臟。此時，血管壁因熱擴脹到極限，中間輸送血液的血管空間變得非常狹窄，心臟要更費力的工作打氣讓血液循環能順利往上流，因為呼吸不順暢，氧氣不足，氣就不足，血就上不來，容易發生栓塞性中風、頭暈，甚至跌倒，眼睛常覺有霧感，見物不清，耳鳴不舒服。這樣受暑熱影響的身體狀態要如何發揮冬病夏至的功能？

另外，因暑氣盛，火升，屬火的心臟因熱而工作壓力大，造成緊緊相鄰屬金的肺臟吸氧困難；同時，如果屬土的脾臟在生金時（幫助肺臟功能呼吸順暢）的過程中不順利，肺氣呈虛、虛則衰竭，尤其是易中暑的人，因體熱而無法生腎水時，使得膀胱經的水不足，年長男士們需留意攝護腺腫大、結石，年長女仕則應留意膀胱炎、尿道炎。天氣悶熱反而容易引發熱感冒、低血壓；心火若旺會連帶刺激胃火上升，眼屎排出很多，口腔味重，也容易有疝氣、痔瘡。這樣多節氣所造成的身體障礙，還要能夠療癒原先殘留的冬病。

再說中暑。此時中暑，會出現的症狀大多與胃有關，胃痛、胃不舒服、沒胃口、想吐、拉肚子、頭暈。身體內燒，汗拘於內無法釋出，反而開始流冷汗、嘴脣變白，高燒到熱衰竭時，五臟六腑就會受傷。當下一發高燒就立即以玻璃杯口刮背痧與拍背，再拍後膝中間的

「委中穴」散熱，事先如此處理也會預防中暑。胃之大脈與心相連，當胃不舒服時，心臟律動紊亂，胸悶、人甚至會昏厥。

大暑後的三至五天，身體若有拉肚子、嘔吐、打嗝、排氣、咳嗽、流鼻涕、有痰、膝蓋或大腿周邊出疹子、類似痔瘡般出血絲、肌肉痠痛等現象，無須擔憂，是顯示身體還有能力將體內的熱濕排出。

莫要忘了身體排汗是幫助消暑的自然反應，汗流不止的確是很不舒服，但是為了避免出汗而寧願待在有空調的室內，如此生活若成為常態，不僅身體排汗功能開始萎縮，耐熱能力愈加退化，生命的早衰也就因此而開始，要讓身體面對地球暖化的考驗，要學習耐熱的能力，從傳統養生的智慧學習如何依地配天而吃喝拉撒，行住坐臥，要學如何讓身體能夠耐熱、降熱、散熱，再學如何利用熱讓身體能夠排寒袪濕，如何利用光熱增強身體的能量，既然大暑時節植物受熱雨加持而狂長；那麼人類的我們也會在此時受惠於這熱度，骨骼也會因日照而愈加堅實。

頻繁進出冷氣室內外，誇張的溫差變化很容易造成血管不正常的收縮與擴張，造成暈眩或頭痛，甚至可能引發中風、顏面神經麻痺。能否回到從前沒有冷氣的時光？可以有解決對策嗎？試試在三伏天的四十日內把握時機調理身體。文末會說到三伏天的中伏，利用太陽的光熱整治體內囤積的障礙，我們都時時說起心靜自然涼。靜心是一種淬鍊身心的工夫，我們縱然改變不了暑熱，但是可以自我鍛鍊，讓身心柔軟接受外在環境的改變。

少動多靜，只在清晨或傍晚運動，也當選擇和緩的運動，如散步、健走、瑜伽、太極拳等，運動強度以微微汗出為度。如若進行激烈運動，流汗過多，容易虛損身體。人體陽氣在大暑時走於肌表，浮散於上，所以容易出汗，動即汗出，人體容易感覺疲勞。在大暑之日，練習涵養心神，壓抑心火，動作放慢，甚至不時停住，讓不動自在的感覺引導清氣浮出。

現在說明冬病夏治的方法，大暑是胃的修復期。先杜絕一切會影響胃修復的因素，切莫吃冰，冰冷入口入體會嚴重影響循環系統，刺激神經系統，使內氣突然緊縮。緩行慢活，勿讓身體大汗淋漓。要為胃服務，謹記胃好脾就好，大、小腸功能就好；「好」就是正常。正常依三餐定時吃飯，少量，三餐中間若有飢餓感可以享用粥湯。晚餐輕食，以減輕胃的負擔，好讓身體可以沒有工作壓力，放鬆入眠。胃弱時容易脹氣，若胃出現鼓凸的現象，是胃告訴自己要少食，仍然需定時用餐，花時間細嚼慢嚥地吃，品嘗各種食物的原味之美。

冬天，以及久遠從前的冬天，身體所殘留的寒濕慢性病當暑熱出現會因氣溫高升而發作，身體原來的功能也因天熱而產生變化，舊疾與新的障礙結合，因暑熱而起新的身體問題本不是病，是因受熱所有器官膨脹而生的不適，就順勢利用高熱功能使皮膚適當出汗排濕，適時曬頭蒸骨，飲熱水，吃熱食，內外相助。

夏日裡皮膚若受傷，傷口較不易結痂，反覆潰爛容易有病菌滋生。傷口洗淨後，滴薰衣草精油於傷口，可抗菌消炎，並加強肌膚的強韌勁度，可加速傷口乾燥癒合。

夏天的飲食衛生是重要中之重，煮熟的飯菜置放在室溫下很快就會變質，沒注意吃了即會引起腹瀉、胃腸道紊亂。開過罐蓋的飲料、食品等要密封，然後冷藏。除此之外，還要注意食品保存期限，切莫吃進不潔或變質的食品。注意每餐的食物量，最好當餐就可以吃完不剩。

水分補充：早上起床後六點至七點的大腸經時，下午三點至五點的膀胱經時，傍晚七點的心包經前，大量飲水吧！其餘時間喝水以小口啜著喝，我們都看過動物喝水的狀態前，一口一口，或用舌，或用喙，或是飲，都是一次一口，大概只有人類是會灌飲，灌水喝傷脾胃，入濕氣前，學習慢慢喝水吧。

建全的脾胃有如肥沃的土壤，會幫助屬金的肺安穩運作，如果大暑此時常咳嗽，或喉嚨不適，即是證明過去吃喝過的冰食，包括喝冰水、吃冰，甚至長時間生活在冷氣中，喝水方式或時間不對也會影響，就是曾經傷了脾。

節氣養身

- 紓解法：拍脾經、胃經，去脾濕、助運化。（見「足太陰脾經」、「足陽明胃經」。）
- 輕拍或揉按「中脘穴」：健脾消食，保健腸胃。「陰陵泉穴」：利濕和胃。（見「任脈」、「足太陰脾經」。）
- 現在用玻璃杯口轉圈刮「三陰交穴」是最好清出垃圾的時間。

（見「足太陰脾經」。）

●每天拍腿腳，從膝蓋拍到腳踝，從小腿外側往下拍到腳踝，再從內側腳踝往上沿著小腿內側拍。小腿外側有胃經，內側有脾經。左、右腳各拍一百下。

●大暑，除了炎熱，天氣還會出現多雨或綿綿陰雨，要預防「暑濕」。暑濕會使胸膈滿悶、飲食無味、口中黏膩、頭昏腦脹、肢體困重，所以要吃消暑清熱、化濕健脾的食物。大暑天氣酷熱，出汗較多，容易耗氣傷陰，此時常是「無病三分虛」。大暑養生講究「清」、「靜」。「清」，注意飲食清潔、身體清熱，進行清補。清補首先要祛濕。可以吃些清淡、易消化的食物，避免傷及腸胃道功能。除了要即時補充水分外，還應常吃一些益氣養陰的食品以增強體質，使濕熱之邪無隙可乘。多吃山藥、大棗、蜂蜜、蓮藕、木耳、豆漿、百合，常喝菊花枸杞茶。綠豆清暑、薏仁祛濕，特別是綠豆薏仁粥，可供大暑之季清熱祛濕。全穀雜糧營養豐富，蕎麥、玉米等都是溫補的食物，夏天吃正適合。

夏季防暑降溫多吃瓜，冬瓜可連皮帶肉與豆腐煲湯。冬瓜消暑最佳，可清熱利水、生津止渴，不削皮煮，皮的食療效果比瓜肉更好。絲瓜有清熱瀉火的功能。苦瓜的營養豐富，此時食用有益身體。將苦瓜涼拌著吃，有助於開胃，還有涼拌小黃瓜。

天氣燥熱、人心煩躁，尤其是脾胃弱的人，脾氣一定不好、一煩就罵人、生氣、嘔氣……，要讓自己心安定。大暑是放暑假休息的時節，此時正是練內功大好時機，練「忍」、「耐」、「慢」、「讓」

四大功法；饒了他人，連著饒了自己；忍熱、耐熱、慢行為、讓人成就。

怎麼讓自己慢？先停喝咖啡，戒糖，有事情都不要急著做決定。有意識的提醒自己慢下來、靜下來。深呼吸，吐氣、吐氣、吐氣，把躁氣導引出去，少說話。不要讓躁火燒掉生命中美妙的樂章。

盛夏，是一年中萬物成長最快的時節。夏天很快就要過去了，把握時機，利用太陽的熱能與光明趨走陰濕衰弱，讓骨骼堅健，肌肉柔韌，皮膚發亮；讓自己開花。每天早晨起床前，覺知身體，並感謝他一直陪著我們。

三伏天之中伏

從七月二十六日到八月十四日，共二十天；是三伏天之中伏，是一年中最熱的時期。

「夏三月，天地氣交，萬物華實，夜臥早起，無厭於日，使志無怒，使氣得泄，此夏氣之應，養長之道也。」節錄《黃帝內經》，適度曬太陽，傍晚泡溫鹽水澡，趁陽氣最盛時，是身體祛除積寒的好時機。釋放出冬天被封住在身體裡的寒氣。

慢動作、慢起床、慢呼吸、慢走路、慢說話、慢吃飯、慢喝水，所有事情也都托著慢做決定。老人家更要特別留意再慢一點。

別人不讓，就讓別人。天底下一切無定理。每個人都有不同的思考角度。讓一讓，多讓一讓，生命開始解套。

以清淨心面對事物，所有事情都是來讓自己行願的，要注意突然生起的情緒，留意。

長夏安住於心，土（脾）愛穩重，不好浮躁，修得緩和。按捺衝動，若起衝突也不爭勝，靜心面對發展。若有尚未解決的僵局，等大暑過後再回應。

有機會別人來考驗自己時，在將要發火時，就轉觀自己的呼吸，深深呼吸、慢慢運送氣息，心自然變得空靜，放空情緒，面對這樣的考驗，而且開心有機會這樣考自己一下！讓生命蛻變，如此喜悅，自在能容。

秋

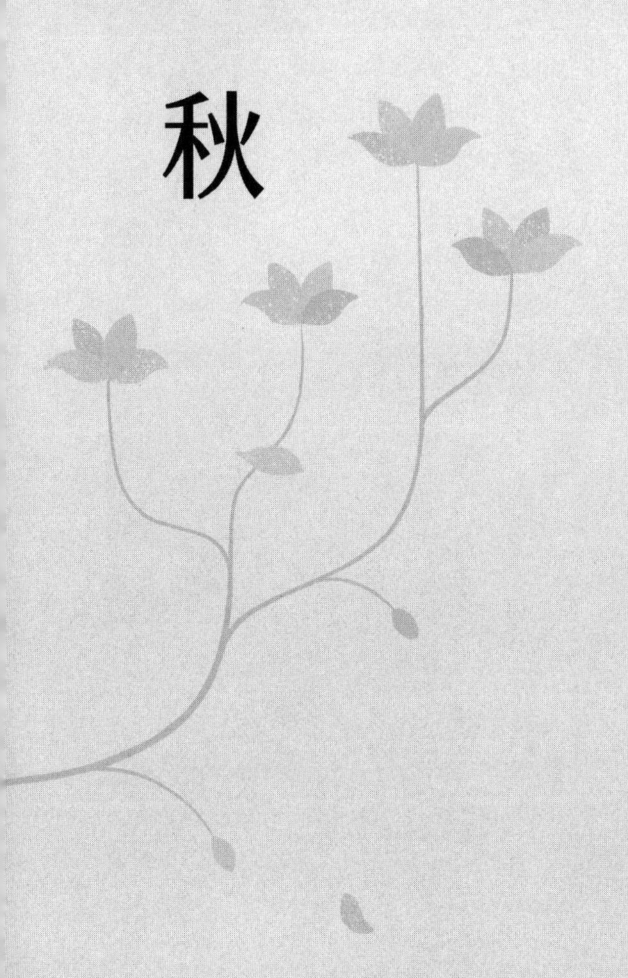

立秋

8·7—8·9

二十四節氣中的立春、立夏、立秋與立冬，都是季節轉換的分界日，都還延續上一季的特質；一雨成秋，雖說雨後涼氣生，但是立秋時炎夏的餘熱未減，反而會因為天晴少雨、氣候乾燥，而使秋老虎的威炎勝於大暑。秋，禾火，是禾穀成熟，豐收的季節；秋季三候三階段：一候涼風至，二候白露生，三候寒蟬鳴；夏之熱風在立秋後明顯的涼爽許多，到了中秋，因早晚的溫差大而生露水，暮秋時秋蟬感陰寒之氣而鳴，知秋將盡。春夏養陽，秋冬養陰。春生夏長，秋收冬藏。

二十四節氣是跟隨著地球運行所接受太陽的光熱而劃分出來的時間文化，中華古醫文明配置季節與五行相應，乃有木春、火夏、土之長夏、金秋、水冬，又有跟人體五臟對應，木春應肝、火夏應心、土之長夏應脾、金秋應肺、水冬應腎，一年五季二十四節。長夏始於夏至，終於處暑。

北半球的曆法與物候，與南半球成兩極倒置，而赤道與南北極也會因極端的緯度而有別於他處，季節轉換在不同緯度即有不同太陽光熱，除此，地理環境如位臨海拔高之山岳，或靠近海洋與湖泊，有洋流水氣調節溫度化，因而造成不同的物候。

立秋後，自然界的陽氣開始收斂、沉降，人應當開始做保養陽氣的準備。秋走肺經，肺主氣，開竅於鼻，現於皮毛，五行屬金，肺與大腸互為表裡，肺功能不順暢，可通大腸。大腸通暢，呼吸通暢。

肺經過一整年的運作，剛進入修復期，此時是肺、喉嚨、呼吸道與大腸最弱之時。另外秋季主收，燥為秋季之主氣，而肺為嬌臟，不耐寒熱，故很容易被秋燥所傷，因此需要潤燥、養陰。潤燥先潤肺，養陰即養腎。由於空氣中水分減少，身體油脂分泌也減少，很多與乾燥有關的疾病會在此時節發生，秋燥出現在此季節容易引發皮膚、呼吸道過敏、腸道不適等疾病，若太過乾燥，就易出現眼睛乾、皮膚乾裂、鼻乾、咳嗽、氣喘等症狀，也會有大便過乾等問題。

肺氣弱，呼吸則短促、心跳加快，心臟悶塞，容易心悸。血氣不足難以運到腦部，容易頭痛。需要練習專注地呼吸，提升肺活量。情緒起伏不定容易妨礙肺臟營運。

肺臟營運困難，造成肺氣不足；氣不足時，下巴無力乃呈下墜，身型上頭及上身前傾，腰彎曲前傾，身體若處於長時間姿勢不正就會導致腰痛。

秋天皮膚氣孔開始收斂，如枝葉水分變乾燥，葉落枝頭，身體此時也需要釋放夏日暑熱所積著的餘躁，若不能順利排出就會在身體內產生反應；咳嗽、喉嚨痛、有痰、聲音沙啞、鼻子不通、鼻子過敏、流鼻血、鼻蓄膿；拉肚子、溏泄、痔瘡、疝氣、牙齦腫，都是在呈現節氣的反應。

肺主皮毛，此時也會有皮膚的問題，皮膚失去彈性，出疹，起水泡、發癢、脫皮。當能量由肌肉（脾）轉到皮膚（肺），通道開始收斂、無法釋放，肌肉就痠痛，任由疹子發出。

秋天屬金，金克木，所以秋天之氣也會抑制肝氣的紓發，肝血的生發。肝開竅於目，所以這時候視力就會有所變弱，因此立秋養生重在養肺護肝。

脾、胃功能經過長夏的修復，能量很強、消化與分解能力好，垃圾清理出來後有了空間，所以會特別感到容易肚子餓，胃口特別好，這是有福氣的事。感覺餓的時候，先喝些溫水，再慢慢進食。

別讓夏天身體暗暗地累積著濕氣，由於充分地吹著冷氣與電扇，每天洗頭後讓頭髮自乾，每天洗澡也未必全身擦乾，每天出汗沾濕的內衣仍然穿著藉自己體溫氳乾，冰水冷飲涼瓜生菜爽然入口腹，這樣成天將自己浸在濕冷中，再不停地熬夜及夜食，真是危機重重，身體自我的調適轉化功能漸漸被抹殺，保護毛細孔勿使濕氣侵入體內的覺知全被忽略了。

如何在大熱天持續排汗時還能酷著撐著，暑夏真是惱人啊！

也許冷氣就開稍微低於自己體熱的溫度，可以在二十八至三十度間，早上十點後開，傍晚五點關閉，清晨開窗迎接新的一天，讓新鮮的空氣流入室內，電扇對著牆壁吹，讓反流風充滿空間，洗頭後用吹風機吹乾頭皮，切莫洗冷水澡，洗完澡後老實地擦乾身體，腳趾內更需擦乾，內衣濕了要換才好，出門時時準備一件乾內衣，拒食生冷冰涼食物與飲料，改變吃得太快，及吃宵夜的習慣，也試著改變憂思多慮的慣性情緒，這是先為身體實踐諸惡莫作，再為身體開始奉行眾善。

立秋，就調一調思緒，轉一轉心境；趁此時整理打掃家裡內外，洗淨窗簾，更換枕套、被子、床單，迎待這一個新季節。

節氣養身

- 拍肺經脈絡，大腸經，手肘外面是大腸經、裡面是肺經，以和氣紓心。
- 特別按揉手肘的「尺澤穴」。（見「手太陰肺經」。）
- 按揉「孔最穴」，令氣昇心寬。（見「手太陰肺經」。）

●立秋是以食補養生的好季節，夏暑過後，脾胃修復完成，胃口大開，可以多吃一些在地當季的食物，最適合生長在這裡的自己身體，所以食養的意義是人體功能與天時地利配合而成就的養生文化。

●多吃小黃瓜，連皮吃，皮是黃瓜的營養精華所在，可使維生素C充分吸收，還可抗菌消炎。黃瓜有清熱解毒、生津止渴功效，含糖量低，清熱利水，可解秋燥，消暑，幫助人體排毒。

●茄子清熱祛暑降火。茄子富含維生素P，可以軟化細微血管，有助心血管疾病，茄子含龍葵素，對抑制消化系統的癌細胞很有幫助。同時有活血、消腫止痛功效，每天蒸茄子吃，可療癒內痔出血，對治便祕。

●柚子含有大量的維生素C，抗氧化性強，還富有維生素B1、

B2、胡蘿蔔素、鈣、鉀等營養元素，具有提高人體免疫力及促進食欲的功效，並可除脹氣、化痰止咳、健胃消食、消腫止痛，適用於胃病、消化不良、慢性咳嗽、痰多氣喘等症，柚子含有機酸，大部分為枸櫞酸，具有消除人體疲勞的作用，解秋燥的疲累感，有益於心血管病及肥胖的人。

●吃紅豆可利尿消水腫，助消化，防便祕，在立秋多吃紅豆。

●秋葵，潤肺顧胃，黏液成分有果膠、黏液蛋白等，可以幫助腸胃蠕動、減少油脂凝聚、穩定餐後血糖，可以附著在胃黏膜上保護胃壁，適合立秋食補。秋燥會傷害到肺系統，肺和大腸消化系統相互影響，秋躁容易引發便祕，多吃秋葵可以潤肺還能幫助消化。

●吃白木耳、蓮子、百合，補肺氣、滋潤肺，亦可幫助皮膚的垃圾清出來。

●適當地增吃酸味食物，多食含纖維食物，忌暴飲暴、忌油膩、煎炸食物。

長夏結束，立秋是要開始面對自己身體的時候，沒愛護自己身體，當然就有很多不適的現象出現。安心耐過夏日就有好脾胃，是養好身體的基礎，會覺得身體特別健康、呼吸順暢。覺呼吸深長，使皮膚發亮。

在立秋多爬山登高望遠，開闊心胸，大聲歌唱，盡情開心地笑，莫愁莫怨，隨意施捨，寧靜舒暢。

三伏天之末伏：冬病夏治之時

末伏八月十日至八月十九日，節氣在立秋與處暑間，天氣會持續的熱。謹防熱傷風感冒。（早上主動引發打噴嚏，排出寒氣。）秋天，主皮毛，開竅於鼻。每天早上起床後，取用一大杯熱水，用水蒸氣濕潤鼻腔，主動引發打噴嚏，排出寒氣。準備一個杯口較大的杯子，裝八分滿熱開水、杯子置於桌上，最好是身體站著、彎身蒸鼻子。彎身、鼻子移近杯口、吹氣、吸氣、起身。身體可以起身移動。深呼吸四至五下，則會引發打噴嚏，幫助排出寒氣或排出曾經吸進去的不潔空氣。

打噴嚏時，讓頭往上昂，老人家若低頭大力打噴嚏，有時會引發墜腸、疝氣、痔瘡。

之後，再慢慢把水喝進去。腎主水，每天早上持續的做，肺部清爽、腎氣也欣榮。

三伏天泡鹽水澡及蒸烤身體，先用軟刷刷全身皮膚。泡鹽水澡時泡一下，出一下，進出澡盆三、五次，每次五分鐘，會釋放能量、祛除肌肉內的濕氣、舒緩肌肉疼痛。祛除冬天的寒病，冬天就比較不會手腳冰冷、咳嗽、關節風濕痛。

喝熱檸檬水：肺走皮毛，喝熱檸檬水，可清理血管、整理血路，讓血路張開，幫助血管恢復彈性，改善皮膚酸化及出疹的狀況。

處暑

8・22—8・24

處暑，處有「出」的意思，也有「去」的字義，在這夏秋兩個季節交替的緩衝期，既是天氣出了暑熱，暑氣也漸退去。處暑的特點是白天熱，早晚涼，晝夜溫差大，降水少，空氣濕度低。天高氣爽中含有秋殺之氣，當天氣逐漸轉成晝熱夜涼，一邊要留意晝夜熱涼的起伏變化，一邊也需持續調理秋燥。白天太陽的威勢甚至盛於夏，成秋老虎之勢，但卻又是農人種稻插秧的好時機。

處暑有三期，前期當農曆七月尾，鬼月結束，傳統中一直延傳祭送儀式；中期則是有肅殺之氣的秋決，源於季節轉換所引起自然界的陰陽失調；晚期因夏穀成熟，為時感天地之賜，有祭拜天地之謝儀。

如此精細的轉換交替，人，也應該更為注意自己的身體與節氣變化的影響，發展身體對應自然變化的覺性與智慧；前期遇事能捨則捨，勿與爭利。中期安頓身心，勿失本位。後期感念前人種樹造福我輩，時時記念。

無論物質生活的得失，政治的問題，都躲不過季節轉換的身心變化，一切作為都應以安心為重，便能化險為夷。

處暑也是熱燥的開始，比夏天的乾燥還要明顯，因此常會感到既熱又乾燥，容易出現皮膚乾燥，口鼻喉嚨乾燥，乾咳無痰，發熱等症狀。身體夾在兩個季節間不易適應，最容易不舒服。吃飯沒胃口，水分流失較多，呼吸道不爽，身體莫名的疲憊，這都是身體在取得平衡時的一種過渡現象。

雖然白天熱，早晚卻涼，不協調的溫度容易引起熱傷風、熱感冒，會有咳嗽、打噴嚏、肌肉痠軟無力等現象。

肺主氣，這時節全身容易發癢，是因爲肺的呼吸太淺；當肺氣弱時，肺容易有積水，躺臥時乾咳不已。肺氣無法傳導至末梢，手指、腳趾出現痲感、僵硬，可多練手指功，紓緩肺部壓力與腸功能，手連心肺與腦，手鬆才易手氣足，時常搓手、拍手、按揉手，可幫助手氣運行，導引心肺腦的氣血循環。

處暑時節，因土（脾）生金（肺）時，食物在胃中轉化能量，若忽略早餐，在早上九點尚未進食（胃經主運的時間是早上七點至九點）造成運化不順，就會反胃、嘔吐、腹瀉。要注意飲食的調合。金（肺）因氣弱，生水（腎）困難，排便就會乾燥不順，泌尿系統不順，會頻尿、雙腳浮腫。同時，口乾舌燥、咽喉痛的狀態非常明顯，鼻子也不舒服。若脾胃火旺，嘴內皮膚易破，眼睛會不舒服，肌肉也會痛。另外，由於處暑有燥的特性，辛辣食物為火，過食辛辣等刺激性的食物會傷及肺氣，肺因上了火而氣生，肺氣失衡變旺，會傷肝，處暑時節的飲食應該少辛多酸，酸味有潤肺收斂的作用。

處暑天氣逐漸變涼，生活起居應從防暑降溫慢慢轉向防寒保暖；切要注重肚臍的保暖，因為肚臍一環的皮膚非常薄，皮下也無足夠脂肪保護內臟，要防寒氣之邪侵入。

之前沒照顧好自己的身體，使原本不舒服的症狀更為嚴重。

在冬春之季有「春睏」，身體在寒冬轉入暖春時仍帶著冬天厚重的包袱，有似被捆綁著；而到了夏秋，在處暑時正於由熱轉涼的交替，人體也跟著進入調整狀態，似有懶散般的疲乏感，為「秋乏」。秋乏之修補著盛夏暑熱所造成身體的損耗，是重新自我恢復陰陽平衡的過渡性現象。

節氣養身

● 深呼吸能潤肺、通大腸。注意胸腹莫受涼，在之前季節的生活就要學著能敏銳察覺肺與大腸其實互為表裡，特別要注意腹部保暖，否則易腹瀉。

●大拇指側邊有肺經通過，食指側邊是大腸經，時常由指腹往指尖方向按揉，可以改善呼吸道、鼻子不舒服。

●拍膝蓋下方內側的「陰陵泉」，讓土生金得以順暢。（見「足太陰脾經」。）

●早睡早起，早睡是為了順應陽氣之收斂，早起則為了使肺氣得以舒展。

●早上喝菊普茶。去除胃火的燥熱，調整脾土，同時調整硬脾氣，並清理肺部。下午三點至五點間喝普洱茶，不加菊花，幫助身體能量提升，把膀胱經的末梢清理乾淨，把多餘的能量清出去，身體會清爽很多。

●處暑當做有益於腎的所有行動以養肝，肝腎同源，補腎就在養肝，潤肺的所有愛顧是在養胃，再於炎熱漸退時，清靜一番安養神氣。趁著脾胃經過暑夏修復後的強健，在這個節氣及時以食養幫助自己壯大，食材：黑芝麻、黑木耳、黑豆、黑糯米、黨蔘、黃耆、枸杞、紅棗可配與所有菜餚能益腎養肝；梨、蜂蜜、芭蕉、蓮子、百合、銀耳、山藥、海帶、小黃瓜、小白菜多吃可潤肺養胃，同時清熱安神。除此以外，要多喝溫熱水，莫飲冰冷水，寒冷傷肺；多吃當令水果如哈密瓜、梨、葡萄等防燥邪。

中華文化源於天人合一，所有的生活藝術都是為了達成天人合一的狀態，人之氣韻乃天地所賜，養生要根據天地陰陽之氣的變化實行，四時之春溫、夏熱、秋涼、冬寒是循序天體運行的自然規律道法，順應自然就能成功養生，違背自然就會百病迭起。養生跟做所有的事情一樣，順勢而為，貼著每一個節氣生活。

白露

9・7－9・9

「白露」，暑氣已消，金風蘊爽，天高雲淡，天光醉人，白露真是一年中最美好的節氣時光。

白露既是收獲，也是播種的季節，收獲前一年的果實，播下來年的希望的種子，夏季的炎熱漸被秋季的涼爽空氣取代，日照時間變短了，氣溫降得也快。

秋為金，金屬的色澤亮白，以白形容秋露，稱之為白露；因晝與夜的溫差形成水氣，在夜晚因冷而生晶瑩剔透的露水，露凝呈白，又是為白露的另一名源。

秋起南風，起自海洋，海風帶著濕氣從南方北上。白露身不露，天氣轉涼了，晚上生涼意，露濕深重，濕氣易上身，寒氣也隨時會隨著濕氣入侵，早晚時，莫坦胸露臂、莫要赤腳。體會大自然的性情，這時要從防暑降溫逐漸開始轉換成防寒保暖。

秋露發時，早上起床喉嚨會生黏痰，眼出眼屎，皮膚出疹，拉肚子，這都是在清除沉積在肺中的垃圾廢氣，也同時是肺臟在修復，在清垃圾與同時修復的過程中必會出現的反應。秋天，肺主氣，凡有情緒憂慮悲愁不開心，極容易使呼吸不順、胸口悶，尤其不常笑的人，在這個節氣會發生膝蓋不適的現象，身體就是這樣的神奇。

日夜冷熱溫差大，受到夜來寒涼、鼻子吸入過冷的空氣，也會引起腹瀉、咳嗽或脾胃運化不良。身體的濕氣發不出來時，身體會長癬、出濕疹。

進入秋收，開始學止、斂，學著「守」。守生活律奏，先跟著一天的時序生活作息，從夜晚十一點到隔天清晨一點，膽經運行時上床睡覺起：

23:00 - 1:00，膽經主運，放下一切，學「捨」，上床睡覺。

1:00~3:00，肝經主運，安然深睡，大腦隱遁，肝臟重新整頓排解調理前日身心經歷的種種。

3:00~5:00，肺經主運，醒來練呼吸吐納，吟唱祈禱，準備新日。

5:00～7:00，大腸經主運，喝熱水，排便，準備早餐。

7:00～9:00，胃經主運，吃早餐。

9:00～11:00，脾經主運，喝茶，吃水果與甜點。

11:00～13:00，心經主運，吃午餐，走路散步。

13:00～15:00，小腸經主運，午休二十分鐘。

15:00～17:00，膀胱經主運，大量喝溫熱水。

17:00～19:00，腎經主運，吃簡餐。

19:00～21:00，心包經主運，練習一下自己曾經學過的放鬆運動。

21:00～23:00，三焦經主運，泡腳的好時機。

理想與現實在目前的生活裡不易吻合，理想不棄，隨時放在心上，能合就合，努力達成身體自然鐘的順序作息，這就是天人合一的計劃實行開始。不是在工作裡找空隙過理想日子，是建立生活後再去工作，要如何完成這件似乎是不可能的任務？哎！這就是生命的藝術。

白露時因為白晝氣溫升高，跟處暑前的節氣一樣，血液壁因遇熱膨脹，管道空間縮小，血液循環載血量不足，血氣運行欠通順，往頭部回流時困難重重，因走肺經，所有臉面器官都受影響，眼睛痠痛、鼻子不通、牙關緊、顏面神經痛、喉嚨痰多、呼吸道不順暢、脖子不舒服，這些就是秋來氣不通暢的狀態。

白露是轉骨好氣節，是手腳冰冷、舊傷、退化性關節炎調理的好時機。趁冬天來之前用心保養，等冬天到來不但不會發作，反而會修復轉好。金（肺）生水（腎），但是，當金生水的能量不足造成缺水時，骨頭就不舒服，在骨髓裡散發痠痛。肺缺水則會乾咳，咳出的痰中會有血絲。

土（脾胃）生金（肺），若是當金旺但土卻保養不好時，金旺土弱，脾胃失調就犯胃痛。土弱，需要能量，可以吃些黃色食物，如：南瓜、牛蒡、木瓜；或吃些紅色食物，紫山藥、蕃茄；煮爛吃，趁熱吃。（木瓜也可以微蒸過吃）還有木耳、秋葵、絲瓜、茭白筍、銀耳、百合、杏仁、文旦、柿子、梨、蘋果等，就為了預防秋燥。避吃奇異果瓜、巧克力，及所有甲殼類海鮮以避免過敏；中藥的人蔘、西洋蔘、沙蔘、麥門冬、川貝、百合、杏仁能緩解秋燥。食物要選可以幫助滋陰、潤肺、養胃、生津。再講究的去嚴選房子、車子、名牌服節的心念，都比不上嚴選入口入腹的適當食物能給予自己肉體能量來得有意義。

文章開頭都說了「白露真是一年中最美好的節氣時光」，書寫至此似乎也不見得與其他節氣所生問題有格外特殊之處，都還是要時時注意冷熱變化，要配合時序，要喝熱水……，是，沒錯，美好的時光是漸蓄而來的，每個節氣都有難題，每個難題都有解法，我們人類就是在難裡生智慧得到美妙的轉化。白露帶來了一年中的新面貌，夏暑的炎熱蛻去後，太陽斜射角度給予大地一種在冬來前的紓緩與嫵媚，紅葉隨風舞落，片片疊疊入土，登高望山，與天地共和著漫漫樂章，秋蟬吟對生命的最後釋放。這樣的美，這樣的天地，活在天地間的我，怎能忽視？

節氣養身

●在白露這一天吃龍眼有大補身體的奇效。龍眼持有益氣補脾、養血安神，及潤膚的功效。切記秋天的茄子，白露時的空心菜，毒性強，莫吃。白露收清露，收的露水煮沸後喝滋養年壽。

●此時的保健對治可以從拍胸口開始，拍「陽池穴」，宣肺解表，滋陰除煩。（見「手少陽三焦經」。）

●拍打胸口：由胸正中順著肋骨走向往左拍至脅下，接著再往右拍；由上往下至肋骨下端。再回胸口中間，由「膻中穴」往上拍至鎖骨下方。把肺的廢氣刮散出來，扶持，正氣。（也可以用梳子梳刮，或玻璃杯口轉圈刮。）（見「任脈」。）

●白露天氣漸涼，風寒的入口點在頸椎。若寒到脖子，則容易得到傷風、感染風寒。要準備帽子、圍巾，坐車時防冷氣的風吹到頸部與頭。早晚注意保暖，注意腰背與膝蓋的保暖，小腿愈暖，免疫力愈好。為了保持腳底溫暖，已經可以穿襪入睡了。

●每人都知道保養：保養皮膚、保養頭髮、養生食品、防曬乳液、太陽眼鏡、口罩帽子……，再多深入一點，防濕寒，包括吃喝的，穿戴的；試著不穿露臍露膝的衣服，既然能穿，也能不穿。

白露發露。就是要明明白白的弄清楚身體的狀況。自觀有沒有好好照時間作息，老實地照顧自己的身體，很愛吃冰淇淋嗎？很愛重口味食物？沒辦法不吃糖、點心食物？喜歡讓人看自己的肚臍？喜歡熬夜？有些日常生活習以為常的慣性怎知是自己肉體的致命傷，肉體是活的，有自己的生命，不干理性掌控。既有生命，必有感應，讓自己跟身體溝通一下，對自己的身體懺悔也不失尊嚴，看著自己身體發露出來的不滿所造成的不適，就反省、檢討。白露時節是跟自己對話的好時機。能如露水發露，當太陽出來時消失不見。把自己明知卻難改的習性問題攤露開來，不要閃躲，當下就能體悟，並悔改從善，放下屠自己生命的刀，立這一念之明的覺，就是為來年改變的種子。

秋高氣爽時，多訪山林，在山中深呼吸。食用些金針、忘憂草，讓自己的心更開闊，更開心，更自在，讓自己融入天地的韻律中，跟著迴旋，暢快的呼吸，感天賜之美善。

秋分

9·22—9·24

「秋分」，太陽又再一次的直射赤道，地球各地又呈日夜等長，秋分居於整個秋天九十天的中位，平分了秋季，當日，日夜均長；過此之後，陽氣漸收，陰氣漸長，夜長晝短。遇雨即轉涼。天氣逐步降溫。

一次又一次不斷地重複提醒，讓大家與我自己深記：春分、秋分日和夏至、冬至日就是黃曆所稱的「二分二至」，有如十字坐標圖的水平與垂直線所劃分出的上下左右四個方位，分別是右東春、下南夏、左西秋、上北冬，是每個季節的仲時，當季之最盛的時日。「二分二至」是天地陰陽消長變化的均分點和轉折點，天地是時空，陰陽是運行交替時所起的變化；地球陰陽消長的變化緊隨著春分、秋分和夏至、冬至這四個節氣。而秋分是一年中陽消陰長的開始，從此以後的半年，陽氣漸漸低降，陰氣慢慢增長，萬物衰萎，人心也因此而趨歸沉降低落的調適過程。「秋分」是一年中生命的關鍵轉折點。

進入秋分後，大腸經過一整年的運作，進入維修期，是大腸系統最弱的時候。會輕微拉肚子或長疹子。

秋天，腠理（皮膚與肌肉的紋理）正在收。清晨醒來皮膚會癢；也容易有皮屑，或脫皮。有舊傷的地方容易因癒合不良而不舒服。

（皮膚癒合不良的原因：很多出自傷口遭細菌感染，外用藥品使用過多，影響皮膚自療系統工作。或是急速用藥使傷口癒合而搶奪了血小板與皮膚自然的療癒功能，同時內在的瘀傷與毒素也無法有出口，就悶在身體裡產生問題。）

如果此時有鼻塞、流鼻水或是過敏，是身體調節能力不佳；用心隨著呼吸慢慢跟身體溝通協調一下。

秋分，金（肺）剋木（肝），人在春天沒把肝養好，現在就容易讓眼睛不舒服、乾澀，時會落枕。若是情緒低落，憂人憂時，更會影響睡眠品質、不易入睡。試試追溯自己不能好好睡覺的原因來解決身體的狀況。問題原委一露白浮現，干擾就會消失。

《內經素問．四氣調神大論》：「秋三月，早臥早起，與雞俱興。」起居作息要相應調整，配天依時過生活。

此時節秋燥，排便不順暢、不清爽，且乾燥。此時節，金（肺）能量盛，土（胃）若沒顧而呈弱勢，胃就容易犯痛，引發胃潰瘍，應多注意保暖及按時飲食，細嚼慢嚥，胃歡喜早食粲實，午食充實，晚餐輕食；胃歡喜三餐定時吃，特別早餐九點前。

節氣養身

● 拍背，震動肺，宣發肺氣，把氣結震開。自己若拍不到，可去居家附近公園拜訪一棵善樹，以背輕輕摩擦及撞撞；撞摩脊椎中段，並拍打右側肩胛，再拍左側肩胛，再繼續從兩肩往下，拍至仙骨，仙骨拍回兩肩，循環十回。

●拍背，就能解決眼睛痠痛、能通鼻子、解決牙關鬆弛無力；顏面神經痛、喉嚨卡痰、呼吸道、脖子緊，都會放鬆。

●拍手肘的「尺澤穴」。手肘外面是大腸經、裡面是肺經。拍手肘呼吸有力、鼻子舒服、頭也放鬆。（見「手太陰肺經」、「手陽明大腸經」。）

秋主肺，肺為「百脈之母」，秋天的養生在養肺。養肺要先潤燥。於外要防乾燥以保濕，於內思養護躁於補水、滋陰。白色蔬果，例如水梨、蓮藕、山藥、銀耳、百合等，加點酸味食物收斂肺氣，同時，少吃油炸和辛辣刺激性的食物，以免傷害肺氣。照顧好肺，一年四季肺好人就好。

秋分，要下決定的事就在此時立定，尤其對於善養身心的工夫。

古代帝王每年必須在春分祭日，夏至祭地，秋分祭月，冬至祭天，以祈求五穀豐饒，民生安和。延至當代，民間信仰也仍然在每季的重要節慶時，以天地日月為崇拜神祇祈求庇佑。秋天與月在中華文化中豈僅止於節氣之論，簡直就是民族之魂，象徵了整個生命的消長。

秋分和春分這兩日，是一年中日夜均、寒暑平的相衡日，展現自然界出現的「平」，對應人間公正、公平的精神。古時會在春分、秋分兩日，校正全國的度量衡器，齊一市場上使用的各種度量衡的標準，齊一度量權衡工具，以示持正人間的公平。

秋分陰陽平分，日夜平分，消長平分；與春對立，一往上揚，一向下降，春生秋萎；南北半球晝夜在秋分當日相平，呈現地球體兩分成平又同時合諧的統一性。

自我面對秋收，開展內在容平，能容則大，就平。「容」，欣然接受身體目前的狀況。就體會這「平」，平順、平和、平心靜氣為身體服務，貼著節氣生活，讓生活在行住坐臥吃喝拉撒上得功。

秋分，是「收」與「分」的時候，將這年至今所收的美妙成果與萬物眾生分享，享受此豐收的能量。體悟養收之道，讓生命在節氣轉換的持續中能活得更有力量，在秋分時開始儲備來年的新生氣象。

寒露

10•7—10•9

「寒露」，寒氣至，地氣濕寒出；白天陽光雖然熱暖、地氣也依然升起，但是因熱度不足無法持續讓空氣保持熱度，風寒濕氣因此無法被趨散，因此就容易侵入裸露在外的肌膚表層。隨時護腰、脖子圍好，開始喝熱薑湯。寒露起，減少吃生冷的食物，出門多帶件衣服，注意保暖。尤其在晚上出門時，特別保護脖子及腳。

「寒從足生」，腳離心臟較遠，血液回流較弱較少，再加上腳的脂肪層薄，保溫性能差，非常容易受到冷刺激的影響。特別是抵抗力弱的老年人和嬰幼兒，寒露時節尤其要注意保暖防寒，否則會引發習慣性感冒而影響體質。

建議此時節起不要再穿夏季的涼鞋了，防止寒氣入侵。「白露身不露，寒露腳不露」。此外還有秋天的燥邪，最容易傷肺傷胃，寒露的養生的是要養陰防燥、潤肺益胃，要避免因劇烈運動、過度勞累等耗散精氣津液。

身體過去曾經受的風寒會在此時節發露出來。以前時常貪涼吃冰、生活在冷氣房中太長時間，在身體系統自療清理的過程中的此時就會出現咳嗽、咳痰、喉嚨發炎、流鼻涕、拉肚子、肩膀痠痛、腰背痛、膝蓋無力及髖骨不舒服等症狀。現在又正當大腸經的修復期，大腸不好的人會出現牙齦痛、顏面神經抽搐、嘴邊長帶狀疱疹、長蕁麻疹、風疹塊、小丘疹，鼻子不舒服。若是下身氣不足，就會容易發生疝氣、痔瘡。

秋「收」時，血管也開始收縮變窄，氣血也因此不能順暢流通，造成末梢循環不良、手腳冰冷、手指、腳踝腫脹，手腳能量不能發揮，就會使不上力。當頸部脈流阻塞，頭痛就出現。接著再出現口渴、喉嚨乾、唇燥、皮膚乾澀等「秋燥病」；若有此現象，就多吃些水果，常喝熱開水、綠豆湯、豆漿等；切記都是喝熱的，放冷了也要再加熱一下，冰冷飲不但不能調節燥氣，反而因爲身體納入冰冷飲後的即時刺激使得脾胃受寒冷縮，身體自衛系統不得不被強迫生起加熱功能來平衡體溫，如此更會加重「秋燥」的症狀，耗氣傷陰。

暮秋，是金最旺之時，金剋木，木因此易於此時受到傷害（肝屬木、連結於眼），眼睛會不舒服、早上起床時眼睛疲累。肝又主筋，所以也會引發筋骨痛，腳側痛、後腳筋痠痛、腳抽筋，這些症狀都是節氣的應運所生，能夠以平常心相待，不慌不怨，運用呼吸法運氣而動，自我調理，過段時間就會自然化去。

身體儲存了過去所有經歷的身心狀況，都會在將來的相應時機發顯表露，沒有人可以欺騙自己的身體，躲逃症狀，這是生命清透的形影因果之基。

節氣轉換冷暖交替，同時也為身體建立了機會，化解前咎，幫助心靈開啟自覺與自明的智慧，生命生生不息與自然萬物通呵一氣，大自然永遠給人機會重新生活，今年誤失時機，明年時機再來，今日沒法做到對應時間作息，還有明天，一切都在一念，學著把握時機。

脾胃好，氣就飽滿，就能穿越節氣的變換對身體的影響；一般當肺（金）吸入冷空氣受涼時，胃（土）就會為其所傷。肩背若受寒，直接犯胃。以五行來看，土若是生不了金，就是胃弱無法幫助肺吸進足夠的氧氣，就造成胸悶、乾咳、呼吸急促。所以要好好照顧脾胃，早餐一定要吃，不要晚於九點。

節氣養身

● 拍「三陰交」及「足三里」。（見「足太陰脾經」、「足陽明胃經」。）

●拍「委中穴」到「承山穴」。（見「足太陽膀胱經」。）

●土生金，脾胃（土）為肺（金）之母。身體力行早上起床拍「三陰交」、「足三里」，再拍「委中穴」往下拍到「承山穴」。母（脾胃）好，才有能量養子（肺）。

●食養則多吃黃色食物暖胃，讓土生金有能量。心神的安頓需先安頓情緒；內觀呼吸，觀由鼻孔進出之氣而靜心。

寒露節氣裡，草木飄搖，菊花卻在此時盛開，經霜不凋謝。晚秋時節以菊花入茶補身體。另外多食白木耳、蓮子、山藥、蓮藕、花生、百合、大棗、紅薯、枸杞南瓜、雪梨、柿子、香蕉、胡蘿蔔、冬瓜、銀耳、豆類、菌菇類等。尤其要吃芝麻潤肺益胃。芝麻榨取的香油，不僅是熱菜和涼拌菜的調味佳品，也於食療解毒。

寒露節氣，既要防止受寒感冒，又要經常打開門窗保持室內空氣新鮮；可在窗前陽台種幾盆植物，感受植物的生機，彼此相照，幫忙淨化空氣。

寒露早睡早起，早睡以順應陰精的收藏，早起以舒達陽氣。秋天早起，可減少血栓形成的機會，起床前適當多躺幾分鐘，舒展活動一下全身。

寒露時節多去散步、爬山，登高遠眺美景，開懷靜神，覺知自身的過往與宇宙時空的和合，感受天地萬物造化，如似先人秋祭之德。

霜降

10・23－10・24

「霜降」是秋天最後一個節氣。萬物已完成了這一年應盡的自我存在義務，就要準備休息，等待來春。天上於此時寒氣下降，讓萬物與身體營運機制沉降。

霜降是一年之中晝夜溫差最大的氣節，白日熱氣不足以蒸發夜晚地底生的水氣，水氣於是因夜裡的寒便在地面結了霜。

天氣愈來愈冷，預告著冬天的來臨。

人容易感染地底散發出的寒氣，傷寒於早晚。「百病從寒起，寒從腳下生」，要注意適時添衣，尤其是注意腳部保暖。

肺既為「百脈之母」，肺弱的人當肺的維修期會從立秋延長持續到霜降，易犯氣喘，且胸悶，會影響鄰近的心臟。肺弱又要釋放能量維修，就造成肺發生心力不足的壓力，造成肺的慌火旺，火灼肺氣，造成扁桃腺的問題。

秋末天寒血管收縮，在熱到冷的漸次過程中，身體末梢因離中軸最遠，神經系統會深刻感受血液循環不良的狀態，中指、食指發麻而刺痛。嚴重地甚至會發生栓塞性中風、心肌梗塞、耳中風、耳朵痛、耳鳴。肌肉在冷熱收縮中會有痠脹疼痛的現象，咽喉氣管容易發炎。多留意頸脖、後腦、膝蓋的保暖，背部不要受寒，否則會拉肚子，引發腰背與頭痛。

晚秋的淒風慘雨，草枯葉落，強使萬物休息，停止生發。感受了季節的變化，身體系統運作也相應開始減速，習慣在生活中衝刺，熱愛活動，容易在此時因大腦與非自律神經的反向操作而產生無由的全身痠痛，疲乏無力。腦底部的松果體分泌褪黑激素，影響意志。造成情緒低落、憂鬱，甚至焦慮、躁鬱、沉默不語，放棄前行的動力。

就順隨這自然地安排，正逢其時，正是要讓自己學習捨放慢行的新思維生活，一直維持的效率價值試試顛倒來看，看看有何事是過不去的。在寒意降臨時，身體與心情都在卡關狀態，那就乾脆以淡薄收隱來享受自我內裡強大的安寂，安住眼神在微細的定點，好好地重新注視著這個地球的光彩，靜靜聆聽所有入耳的音聲波動，讓聲波適時地輕摩腦內神經，飲水進食細慢嚼來，讓舌蕾發覺每樣湯汁水漿的滋味，讓鼻深取氧氣，讓五官的天賦真實開展，帶領享受生存之美與悠然。

若有髖關節痛、肩胛骨不舒服等狀態出現，即知是自己還拘限於自我悲情、鬱悶煩惱之中。

《黃帝內經・素問・四氣調神大論篇》記載「聖人春夏養陽，秋冬養陰」，霜降過後即立冬，養陰，要收陽氣，藏精氣，肺脾為身體陽氣所在，心腎藏精是為陰，要趁此時調養肺脾和心腎。身外要穿衣保暖全身，體內潤肺、保暖腸胃，餐飲減辛辣燒烤，多蒸煮燉熬，食物維持溫熱入口，讓身體的防衛能力在溫暖地狀態中增強。由於腎（水）就要準備進廠維修了，在此之前，腎氣會特別的弱，出現皮膚乾燥、眼眶浮腫、膝蓋痠軟、腳踝腫、腳跟痛，感覺頻尿又似無尿；身體的供輸管道在調整時，有時會從腳底到髖骨出現痠抽痛。多做些彎腰及骨盤沉降的運動。勿憋尿，反而應以補充喝熱水加強排尿系統的運動來幫助腎水的循環，晚上用熱水加海鹽泡腳讓氣血可以順利從腳底往上帶起回流。

在入冬前先準備養腎，在腎元氣最弱之時，調養腎氣順暢。先從肺氣說起，肺喜潤而惡燥，秋季燥氣被視為邪氣，易傷人體津液。津液耗傷，出現燥象，表現出口乾舌燥、脣乾、鼻乾、咽喉乾燥、皮膚皸裂。防秋燥需要從飲食上著手，先減少飲食中辛辣刺激物，防秋燥上火。再多吃些滋陰、潤肺、補液生津的食物，如梨、芝麻、蜂蜜、南瓜、板栗、柿子、蓮藕、山藥、白蘿蔔等食物。煮一鍋銀耳蓮子酒釀粥，薏米粥可當早餐幫助屬金的肺生水養腎。可加入少量杏仁、川貝、白果等，用以宣降肺的火氣，或加入沙參、石斛、麥冬、玉竹、百合等中藥材，既能滋陰潤肺，還可依每人體質靈活化解秋燥。

秋末延至冬末是慎重感恩於腳的時候，多按摩腳，搓腳。伸展腳趾，輪轉腳踝，踏腳跟，踢腿，泡腳，穿襪子睡覺，並為腳選擇天然材質的好襪，晚上可以多穿幾雙睡覺。選一雙讓腳可踏步，踩地，讓腳趾自在接地氣的好鞋。所有運動都要以慢動作完成，學慢即感之。

節氣養身

●揉肚子。每天早上起床前、晚上睡前揉肚子。先從胸腔兩肋中的凹陷處開始，兩手指尖依中線下按至肚臍，三十六次。再左右方向順逆時針各揉三十六回。肚子感覺寒涼時，可用溫熱包放在肚臍上熱敷。

●暖胃。腳要熱、頭要冷。吃熱食、喝熱水。衣服寧願多穿。不打赤腳，不坐地面。

●容平補養身心，勿在此時長期斷食，亦勿天冷過食補品，干擾身體的有機營運與消化功能的自然運作。

●走出戶外，走山登高，曬太陽。聽歡樂的音樂，穿暖色的衣服。

●秋天要早睡早起，秋季最重要的養生祕方，就在舒緩壓力，與朋友們多聚聊天，交流心情容好。

秋天，主刑，肅殺。像自己內在的評審在評鑑自己對身體過去的所作所為，當然也不只是對身體而已，更重要的是會在意念行為上。任何事來，都以平常心接受，唯有服氣才會容平。

霜降，心降服，謙卑於天，不怨。只靜心感恩。這是生命輪轉的「守時待機」期，冬藏前自省，生命更高一層。

冬

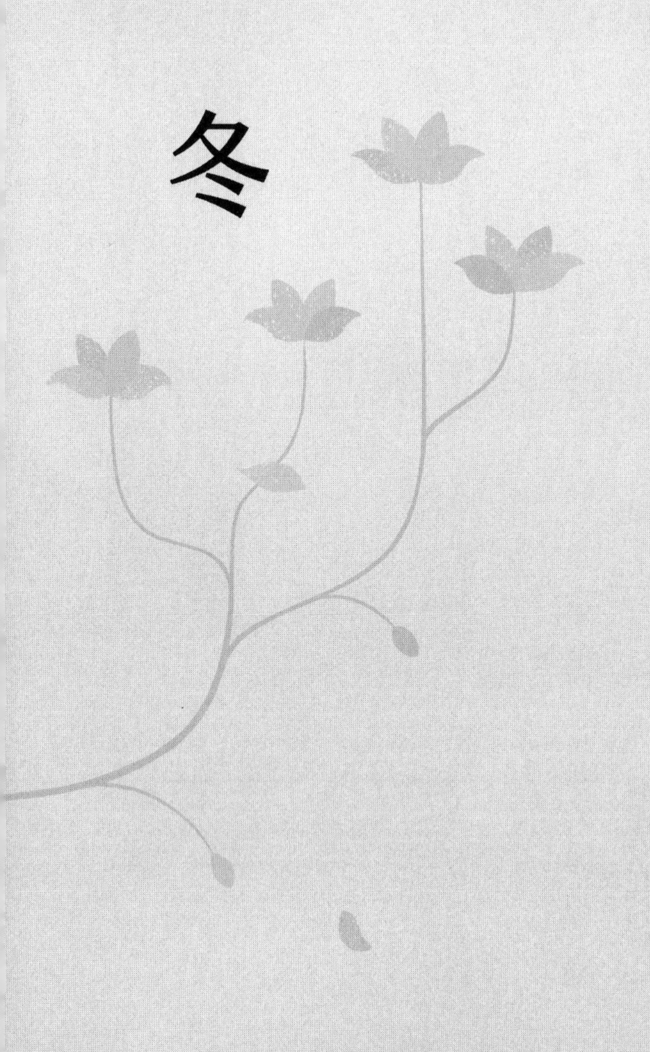

立冬

11・7－11・8

「立冬」。立，建始，冬季自此開始，冬是終，一年要到盡頭了。

冬終，農作物收曬完畢，藏入庫，準備明年的種子，整理、經檢、貯藏、分配；立在終點，回顧一下，感覺一下，有沒有任何身心上的債務。

此時，其實也是起點，算帳後還清就可以新生。以儲息養慢覺知萬物整體實與自身不二，無漏因緣、量力而為，明白自己的方位，明白何去何從的意義。

冬三月，閉藏。學習冬眠的動物們蓄藏能量為春來備，把身體嚴密包藏在衣服裡避寒，再使就溫，讓不停要往外跑的心安住在覺察觀注的身內房間裡，在空氣的冷裡找到身體生起的暖，早臥晚起，實依日光，腳需熱、頭可冷。

冬天走腎經，腎的元氣是身體健活的根源，雖然是屬先天氣，承母胎而來的後天仍有能力以「天行建，君子以自強不息」之意志調養使得康健。冬天正是養腎的時節，立冬前後，會有些身體不舒服的狀況，有些虛弱無力的感覺，出現疲倦，腳麻、腰痠背痛、尾椎痠痛，甚至骨髓都背痠痛穿透、手肘腫痛、膝蓋腫痛、無法入睡、頻尿、牙齒不爽、耳鳴、心臟頻率不穩。這些身體狀態會引起不安恐慌的情緒，來源是由於肉體消耗而致氣弱，到了時節就應時現表。

腎，主骨髓，五行屬水，五色以黑入腎，開竅於耳，與膀胱經互為表裡。經過一整年的耗用，現在是最弱的時候。腎氣不足時，在外從牙齒、耳朵、脊椎、尾椎、腰、膝、腳踝都會出現受到壓迫的感覺很不舒服；之於臟腑則出現泌尿系統不順。

腎是五行中水元素的家，腎虛時缺水，會口舌乾燥、喉嚨痛、腳心熱。腎水不足時，也會引起肝缺水，會有頭暈目眩的狀況，肝膽的氣弱，造成肺缺水，會發生乾咳、咳中或有血絲。身心整體的奧妙就是在於所有臟腑都能保持一種合諧平衡，彼此相互照應合作。缺水，就補水，少吃過辣及口味過重的食物，注意烤燒的，特別是餅乾零食類，會助火於身，吃多則乾旱自己的內臟，多留意頸部、後腦、膝蓋的保暖，否則就會拉肚子、腰背痛、頭痛、牙齒痛、耳朵痛、肩脖痛。

進入冬天，在忽冷忽熱轉變中，一不留神就感冒發燒、全身不適。寒風帶來的冷空氣會使肌肉關節收縮而緊繃，筋骨關節有如被箍紮住，難免痠疼。容易落枕、臉腫大。早上起床腳跟容易痛，若腳跟突然出現小顆肉粒，就是自我提醒腳的氣上不去。心臟與心血管狀況不佳的人血液回流較弱，要留意血栓塞堵的發生。

由於我們的身體構造過於精密，每個部位細節都息息相關，只要有一環缺失全身隨如骨牌互倒，好在我們可以從祖先的智慧裡得一個時序與臟腑相應的脈絡，這些密機，讓我們所繼承的基因是可以自然的隨著在每年循迴的節氣中，呈現與天地相連的默契。

節氣養身

● 秋收後的冬藏，把握時機在腠理緊收封住之前，以玻璃杯口轉圈刮一下背部膀胱經及上臂的大腸經，將氣理順；在腎修復的初始，拍拍膀胱經的「委中穴」，在修復期最弱時，就拍一拍，幫助自己讓水氣到達頭頂，再拖下來到腳，讓從尾椎、脊髓的通路順暢。（見「足太陽膀胱經」。）

● 腎氣通於耳，用手心貼在耳朵、由耳垂向上逆轉摩圈一百下。

拉耳朵，用力的向上、向旁、向下拉耳朵。

●用手心以摩圈搓後腰一百下，蹲馬步做可驅寒、強腰、固腎氣。

●腎氣不足容易腳腫、行走困難，拍「委中穴」（後膝正中）吧。

●黑色相應於腎，吃黑色食物，如黑木耳、黑芝麻、紫米、黑豆、荸薺、何首烏湯、麻油黑木耳炒薑……幫助腎氣暢順。

冬天，理所當然冷，也理所當然要「保暖」。多喝熱水與薑湯，少吃油膩食物，少吹風，莫喝酒。

即使天氣在晴朗無風之時出現溫暖的日子，仍然要把衣服穿暖，尤其是膝蓋以下末端的保暖，可以幫助心臟、心血管有毛病的人，因為此時的寒冷會使血液回流困難，要保持身體末端溫暖以便讓血液循環從末端順利回返。

身體感到不舒服時，面對發生的症狀，找到不舒服的源頭。找到源頭才能調理整體系統，感覺出原因就依著改從前錯用身體，讓自己生病的舊習氣。幾乎所有病痛都來自於自己所累積不良的慣性，悟到了能改，才是在秋收後冬藏期所有身體現象生發的真正價值。

在這別有風情的冬天，感恩這美好的世界所給予生命的資糧，以不同的溫度變化教自己面對天地萬物而好好活著，享受的活著。身體力行整體生命的意義，在此時只需要慢慢地起床，慢慢地以腳連地，慢慢地與天地交換氣息，與萬物相互運行，分享彼來此往的恩賜。

小雪

11・21－11・23

「小雪」，空中的陽氣上升，地上的陰氣下降，導致處於天地之間的氣運不通，陰陽不交，所以萬物失去生機，天地閉塞而轉入嚴寒的冬天，從小雪到下一個節氣大雪，全陰無陽，愈來愈沉重，這就是冬藏期。頭部原是主導陽氣運行的總樞，極陰期間，影響頭部最劇。多留意離頭部最近的頸項與後腦，還有相應於頭部的膝蓋保暖。

雖然這個節氣以小雪為名，並非真會下雪，而是因為這個節氣期間的氣候雖寒流活躍卻尚未入深寒，且雖降雨多卻水未大，故用「小雪」以示氣候特徵，又因入冬，以「雪」表天落之水，以示寒意。

小雪期間從地底層竄上的溫度低，若是赤腳踩地，很快寒氣就會從腳跟傳導寒冷到小腿。經由膝蓋進入腿內的風寒，上到臀，到了明春會引讓雙腿軟弱無力。

莫要以為地球暖化而疏忽了身體保暖，氣候冷暖都為外象，節氣依天的本質恆久如常。

圍圍巾，戴帽子，保護後腦包括頸椎勿受風寒，否則容易發生頸部栓塞性中風，影響眼睛的健康，引起耳朵中風，甚至導致小腦中風、三叉神經受傷、鼻子過敏。

血管因為天氣寒冷而緊縮，血流緩慢而影響血壓。當急躁慌張與亢奮情緒出現，血壓會突然飆高，要多培養「慢」的生存美學，只有學著慢才能享受冬季的消索淡泊，能讓萬物安然的美意。天冷自然氣血會虛，血管因冷而萎縮而失去彈性，造成低血壓，就常喝熱水、常停下動作靜靜地深呼吸一番，讓血壓安定，幫助因受冷而僵滯萎縮的血管放鬆。

小雪這段期間開始進行造血功能的修復，十二經脈中的腎經與脊椎相感連結，位於脊椎之間的神經與小血管相關的問題特別敏感而易顯。眼血管、腎小管是人體最細的血管，眼血管若塞住或裂掉，眼睛就會紅；而腎小管若塞住，就會引發與腎臟相關的疾病，多屬泌尿系統的問題。腸子的絨毛壁也分布著小血管，因此排便也會受影響，時有便祕。

腎在五行中主水，腎臟應有充足的涵水量，但在初冬，水的生成還不能充足，腎氣尚弱，水無法充分地供應以灌溉屬木的肝臟，肝成了枯木，因此，千萬不要讓自己發火生氣，就因為水已經很少，火氣一燒就乾了，由此引起眼睛乾澀、小指疼痛、膝蓋側邊痛、腳外側痛。在心，要捨爭勝、捨利益、捨辯解、以和氣自然平等之心待人，讓急躁消泯，怒氣不生。

天氣雖陰冷，日照少，心情容易抑鬱。每天揉揉肚子，順時針揉三十六下，再逆時針揉三十六下，重複三次，亦能幫助放鬆心情。

冬天，吃溫暖的食物、穿保暖的衣服，早睡晚起，賴一下床，充足睡眠，把生活步調放緩；天氣好時到戶外曬曬太陽，盡量晚出早歸。動作比其他節氣時慢一些，花多一些時間做好一件事，養著耐性慢慢的靜下心才啟動身體。

從小雪開始到來年立春，要學「讓」，讓身體少做不必要的動作，讓心放下，讓自己自在。讓身體溫暖，讓耳溫暖，鼻頭溫暖，時常摸摸揉揉他們；讓手腕溫暖，衣袖過腕；讓手指溫暖，時常搓手捏指；讓小腿腳踝溫暖，每晚睡前泡腳，毛巾擦乾全腳與趾間肉，穿襪睡覺，穿中筒過小腿脛襪。睡覺時，也同樣保持小腿溫暖。

節氣養身

● 以拇指與食指抓緊耳垂，開始由下往上揉擰耳外軟肉，重複三次。再用手心壓耳向後逆時針轉圈揉擦三十下。最後向上、旁、下擰耳朵，稍為多用力。

●扣齒，上下臼齒輕輕相摩三十下。再用手指稍用力敲腮幫。

●拍「委中穴」（位於後膝正中），幫助水氣往上運流使泌尿系統順暢。（見「足太陽膀胱經」。）

●拍膝蓋。腎氣從「湧泉穴」（腳底大趾與第二趾骨在腳墊相交處）到尾椎，氣易塞淤，造成頭痛、偏頭痛、頭頂痛、臉腫大時，若有此現象，可多拍膝蓋，氣理順，頭痛痊癒，腰痠也沒了。（見「足少陰腎經」。）

●搓腰，反手手心搓後腰，轉圈搓一百下。

●早睡晚起，起床前躺在床上先延伸腳一下，轉腳踝，身體前後左右滾動一番再下床。

●天氣雖冷出汗少，仍不要忘記喝水。水的供給不足就會造成身體循環調節不良，垃圾會沉澱在血管及關節內。

●飲食，多吃深色食物。如黑木耳、黑芝麻、黑豆、紫米等，多喝何首烏湯、多用麻油炒薑絲或燉煮他種食材。

除了前面提到要學的「慢」、「讓」，冬終季節必要有「恩」感，了解感恩的意義就會珍惜生命的可貴。出生易，成長不易，從嬰兒長到如今的我們曾接受過多少世上的恩惠，就僅在這即將要結束的一年之前，感恩的面對自己，有身體的存在我們才有機會活著，身體一次又一次的容忍我們加諸於他的傷害以及冷漠對待，身體一次又一次給我們機會，等著我們清醒，明白合一的意義。天體宇宙之恩，地球與大自然之恩，所有成就這「我」的恩澤，感恩今年所受的所有。

冬天過去，就又是另一個新的春天。

大雪

12・6—12・8

「大雪」，是冬季的第三個節氣，一年最寒的開始，陰氣最重的時期，到冬至當日則到達陰顛峰。大雪也可以視為大雨，降溫速度快，比小雪更冷，降雪或降雨的機率比小雪時更大。大雪後十五天就是冬至，此時要十分照顧心臟系統。

小雪冷在脖子，大雪冷在頭頂。因為血管因冷縮而變窄，血液流量因管壁收縮力變慢，不易通暢；心臟為了要幫助血液循環便會加強跳動頻率及力道，時常會發生過強不穩的狀態，使得血液疾速竄入頭部，引發腦部栓塞中風，所以頭部的保暖很重要。血管不通暢，當冷熱溫差大，腦幹、動脈、心臟血液供輸不良，血氧到不了全身末梢，就會影響運行。

大雪到冬至前是身體血氣最弱的時候。冷熱溫差衝撞交替不定，受寒就會頭痛、偏頭痛、頭頂痛、鼻塞、咽喉痛、感冒、過敏、痛風、中風、心血管出問題、眼睛中風、耳朵中風、三叉神經凍受傷。

因為腎元虛弱導致氣血不足，使得坐骨神經受壓迫，從牙齒、耳朵、肩胛、脊椎、尾椎、腰、膝、腳踝不舒服。鼠蹊痛、痛感往下延伸到膝蓋。尾椎痠痛、腳麻、一直麻到腳尖。除此顏面神經抽痛、嘴邊長帶狀疱疹、牙痛、鼻子過敏、皮膚長疹子；如是的現象是因為秋季屬金的肺臟未養成能力得以生水供腎。若是胃有不適，就加強屬土的脾臟能量，食物能幫忙解決能量不足，吃南瓜、木瓜、糙米飯、味噌湯，黃色食物可多吃。飲食上過於油膩會氣塞會導致腫痛，會容易無法協調平衡，會容易跌倒。

天氣寒冷，冬天膀胱經、腎經經絡、血液流通、神經傳導不易通暢，很容易跌倒。注意身體動作，不要突然彎腰撿東西、搬東西，容易扭到腰、拉傷肩膀……。若是撿東西，先吸口氣看著要撿起的物件，靜一下，慢慢地蹲下來，先讓臀部往下沉降，讓重心穩定，才能免於跌倒。謙卑的面對自己的身體。

一季季出現的業源，一季季接連的因果，就讓大自然調教身體，讓覺知與意念合著身體原生的智慧一起生活，安和地走過一節節的試煉，轉化出因隨讓、謙慢，感恩而養出的善身美體。

大雪，像身心沉冤得雪。身體器官所曾經受的冤屈，現在一一浮現出來，好像在告狀。大雪到冬至，是最後一段反省、檢點、修正自己的時段。就更深入面對自己，讓自己知道，原來所有出現的問題，其實是一直冤枉無覺使用身體發生的現象。

一年來到最末期，是人的氣力耗到最弱時。疲累易顯於臉，聽隨身體，該休息就應放下手中一切休息，熬夜傷腎元，使用電腦網路、手機過久，傷腎元。面對自己，「珍惜」身體的時間，敬慎小心。

節氣養身

● 疏通頭頂、輕扣齒、揉擰耳朵、拍醒髖骨、拍活「三陰交」活絡身體。（見「足太陰脾經」。）

● 疏頭：雙手指腹在頭上依自己的髮旋畫圈、再由前往後疏腦，每個動作各十五次，放鬆肩膀做，讓頭頂溫暖。

● 扣齒：用手指頭敲兩邊臉頰牙關處。

● 擰耳朵：由下、側、上捏擰耳朵邊緣。若眼有不適，拉動耳朵也能帶動到眼之周邊，對眼有助益。

● 拍髖骨：搓腰、拍髖骨，使身體氣血通暢。

● 冬天氣走腎經，是腎臟的修復期，腎氣不足的人，此時拍「三陰交」最得功。雙手同拍一百下。

●深長緩慢細的呼吸。

●大雪吃苦，空氣雖濕冷卻內質乾燥，容易口乾舌燥上火，嘴皮破；吃苦瓜、芥菜、芹菜、絲瓜、蓮藕等。避免讓身體受寒。菠菜、洋蔥、黑木耳、山藥、海帶、白菜、白蘿蔔、紅蘿蔔、香菇是很好的選擇食物。

●多用麻油拌菜、多吃薑、小米粥等。

●多留意脖子、後腦、腹部、膝蓋的保暖。

大雪時節，放空對老病死憂悲苦惱的不安，一切都是生命的原態，一年的盛衰得失正是可供自己反觀深省的題材，重新整理，幫助來年再起的夢想理想，不白活這一年。

冬至

12·21—12·23

「冬至」，是天地之間陰陽之氣交替的轉機，陰消陽長對化的時刻，是一陽生，「一元復始，萬象更新」之際，二千五百多年前春秋時代，中國已經藉觀測太陽，測定出了冬至日的日夜關係與其對於自然生態的影響，是二十四節氣中最早被制訂出的節氣。此時白天漸長，陽氣漸盛，但是氣溫卻仍然繼續下降，因身體要經歷寒冷的考驗。

冬至前節氣為大雪，是一年中陰氣最盛，陽氣隱遁的時候，身體機能在此時因受冷而收斂，腎氣大減，使得心臟無法有足夠的力道幫浦氣血液循環回流順暢，所以會出現手腳冰冷、手指發麻、身體末梢循環不良。當大雪節氣處全陰時，頭部會受嚴重壓迫，先天腎元氣不足的人很容易出現頭痛、頭暈、血壓不穩，乃致頭髮脫落。可以幫助身體在取得此時平衡狀態的行動，就是——這段時間絕對不要熬夜，堅持早睡，保守著冬藏的自然生態，這麼做會讓曾經受損的精神肉體回復，以及可以維持其穩定的狀態。

大雪之後進入冬至，也由腎經進入膀胱經的修復。膀胱經主導陽氣，由後腦經背部一直通到腳底，是十二經絡中最長，分支最多，同時也是經過穴位最多的一條經絡。倘若膀胱經受阻，就難免會出現頭痛暈眩。若再飲水不足，就會使血液濃稠，困難運輸，導致心肌梗塞，引發中風、痛風，和尿道疾病。

冬至，身體若有痠痛狀況是很正常的事，不必驚恐。大雪走腎經，痠痛呈現在脊椎裡；冬至移轉到膀胱經，這條經絡位於脊椎兩側，所以痠痛會在此出現，並還會循著膀胱經竄流。

腎氣遇冷則弱，這同時發生在夏天吃冰，喝冰涼水，生活在強度冷氣間，以及任何情況下身體受寒，寒氣往下降到坐骨神經，造成腰痠背痛，腳麻無力。尾椎若出現不舒服的感覺，可以保暖小腿及腳踝。此時，時時有冷熱落差過大的現象，或時時鼻孔吸入過久過冷空氣，或腹部受寒，都會造成腹瀉或胃弱，腰背也會跟著痛，頸項堅緊，轉頭不易，連帶頭痛；這些身體所出現的現象就是緣於寒氣入腎，繼而延續影響膀胱經的正常循環所造成。

多照應膝蓋、腹部、頸部、後頭部的保暖，溫暖會幫助心血管的運行疏通。溫暖是身體需要鬆解療癒的條件，冬天要時時創造溫暖，讓身體機能不萎縮。冬天若犯咳，要不就是著了風寒，要不就是心血管失溫。要加強保暖，戴有護耳的帽子保頭耳溫暖，圍巾為頸溫暖，手套護手溫暖，溫暖的衣褲，還有多層襪溫暖珍貴的雙腳。帽子、圍巾與襪子有如良藥，保持身體的溫暖，並保養保命。這樣照護自己，讓心覺知對自己的體貼。了解如何愛自己，才會知曉如何愛他人。

若要運動，就要避免寒氣入身，運動量不需過大，若是有機會練習在動中求靜的工夫，就完美了。動中之靜需要練習專注呼吸吐納配合身體在動靜間的轉換，入神閒境界。冬天其實是練功養息最好的時機，有如種子藏在泥土下醞釀將要開展的新生命，就是藏著養，就僅在冬終時才會有的機會。冬寒若能不傷身就一定有轉為另一種能量養身，外寒內暖，相對狀態的抗衡是增強內氣的打火石。

節氣養身保暖生陽

● 洗澡前，先喝一小杯熱開水，使體內有溫暖的感覺，浴室可先開水龍頭放熱水，讓熱氣先溫暖起來再脫衣，用乾毛巾搓擦一下身體生熱；若是泡澡，從腳開始，坐在浴缸邊緣，把腳浸泡在熱水中，讓熱氣從腳底生起，再打濕膝蓋，接著大腿、臀部，再坐進浴缸，讓全身熱透，最後才洗上身。若淋浴，讓兩腳踏在預先準備的洗腳盆中，從腳沖起，讓熱水淹沒盆中，兩腳，再依序由下而上沖膝蓋、大腿、臀部骨盤，最後才是上身、後頸，出浴後擦乾全身，特別是耳後、後頸、腋窩、膝蓋、腳趾與趾間皮膚，許多冬天突發的的腦血管病變與中風大都在浴室中發生，盡量平衡身體與空間的溫度。泡澡可加海鹽或肉桂粉。冬至期間，所出現的腳腫，以及腰背痛，可常用熱水加海鹽或肉桂粉泡腳，幫助氣血上行。

●拍「委中穴」（位於後膝正中）一百下，助腎水上行順暢。早晚做此功。（見「足太陽膀胱經」。）

●拍、打、並搓腰一百下，助腎氣下行順暢。早晚做此功。

●捏揉耳垂及耳側，由下往上向揉擦一百下，助腎元上下循環順暢。早晚做此功。

●飲食調養：

不同體質，不同食物有平補、溫補、滋補。溫補適於氣虛者，滋補於血虛，無氣虛血虛則平補。平補多飲豆漿，多吃蘿蔔、胡蘿蔔、青菜、豆腐、木耳、番茄、荸薺、大白菜、豆腐、芹菜、桂圓、蘑菇類等。溫補大棗、核桃、杏仁、扁豆，薯芋類，蔥、蒜、韭、姜，蠶豆，小麥粉，酒類等。滋補山藥、百合、蓮藕、花生、桂圓肉、高麗菜、小白菜、蜂蜜等。

特別建議：多吃黑米粥，黑米適合用來做粥。煮何首烏湯喝。多補充黑色食物。「冬吃蘿蔔」，蘿蔔能夠清熱解毒，滋補身體，增強抗寒，含有多種維生素，減輕夜盲症的狀況，冬季日照不足，陰暗使得視力減弱，多吃蘿蔔。堅果補腎，可以作為零食常吃。

冬至，一陽始生，為來年祈禱發願，並力行實踐。終於到了一年之終，捨離已去的，重回到身心的原點，放空這一年所有的成敗勝負，都盡歸零；在冬至日吃碗熱湯圓，象徵緣圓緣盡。之後，一個新興的生命，開啟一元復始，萬象更新；感恩祖先傳下來的文化訊息與生命，感恩天地給予的資糧，珍惜與吾人共存的萬物生靈。

小寒

1·5—1·7

「小寒」是冬季的第五個節氣；此時北半球陽光斜射至極，地表熱量散失，氣溫持續下降，進入一年之中最寒冷的時節，也是陰邪最盛的時期。小寒節氣的特點就是寒冷，甚至下一個節氣大寒都很少會冷如小寒。而在南半球，太陽直射，是夏天要開始到達最熱的時候。

冷氣持續久就轉為寒氣，身體遇寒氣血則凝，血液回流到腦部的速度減慢，人的反應也跟著遲緩，肉體從來就是受制於溫度與日照的影響，這樣的實情成為萬物不得不遵循依據配天而生存的法則，衍生出與大自然共生的戒律，每個節氣都有不同的與天地自然對應的方式，隨著時間，形成了生活的節奏，每一小節就又發生一個個的節慶，每個節慶都是有著真心誠意創造出的祭典儀式，以趨吉避凶，化解因寒來暑往，使肉體困結的壓力所生出的病痛；吉是平順安康，凶是寒濕燥熱所影響身心而造成的不順暢。

現實中，寒氣會造成氣血淤塞，當血液流通不良就容易引發高血壓、栓塞性中風，以及心臟問題；糖尿病患者可能因食欲增加及運動量減少而使血糖增高，戒律是飯吃七分飽，飲食盡量清淡。

血管壁因天氣寒冷而收縮，血液循環力道遲緩，氧氣因此無法如常順利輸送到達頭部，此時引發的頭痛、頭暈，具是頭部缺氧所導致。

腳與腰背受寒會產生鼻塞，呼吸因此無法通暢，就會影響心肺功能，再進而影響大小腸與胃的吸收消化與排泄，容易腹瀉（此時可善用吹風機，吹十約分，五至十次，吹一下，停一下，再吹暖肚臍以及腹部。膝蓋若不舒服也可用吹風機吹後膝，肩頸不舒服吹肩頸。幫助驅寒怯濕）。若感覺眼睛特別刺痛，可以熱毛巾敷眼，防止眼睛中風。

若偶爾陽光乍現，溫度微升，在享受美好的冬陽的當下，仍要注意保暖。穿暖，吃暖，睡暖。身體在氣候寒暖變化中，氣血容易失去原本規律的運行狀況，會非常不舒適。晚上最好能泡腳，可放兩大勺海鹽於熱水中，最少要泡十五分鐘才能讓熱氣從身體末端的雙腳生熱，導引氣血往身體上方回流；在飲食上，重複再說一次，戒律是飯吃七分飽，飲食盡量清淡，避免吃過於濃郁油膩的食物加重胃腸的工作負擔，消耗身體能量於消化上。

腎臟遇寒收縮所造成的元氣不足，會讓肉體疲倦，牙會痛，腰背及尾椎痠痛，腳踝氣弱會容易慣性扭傷。

別以為冬天少汗就不用多喝水，水的供應不足會造成膀胱經不通暢，會產生頭痛、頸子僵硬、肩頸痛、耳鳴、耳聾、中耳炎、外耳道炎、腮腺炎、紅眼淚流。膀胱經經過腦部，不順暢時會影響腦的運作而神智不清，甚至錯亂。多喝水，多讓膀胱有機會在排尿時運動收提鬆放的功能，不但可以在冬寒時排泄身體毒素，也有助於身體下盤的結實；別忘了，冬天走腎經與膀胱，十分的需要水分緩和因寒冬所造成的乾縮。

冬至過後一陽生，生起時，生命也開始準備轉向，要輪到屬木元素的肝臟負責生發大計，飲水不足就無法供給屬木的肝臟所需要的濕潤，肝臟這木無水乾澀，即造成筋骨僵硬，髖骨痛大腿側邊的膽經緊硬或酸脹，也會抽筋，連帶著眼睛也容易乾澀。接著因為肝臟功能受制，免疫力就會出現問題，特別在頭部、頸部的淋巴會有腫大現象。

當執一個節氣時，應檢視上一節氣身體所受之感，覺察當執節氣因前者所緣生的延變，學著在下一節氣未來之前就安頓身心，展備就順。

這些讓人恐懼擔憂的節氣，以及寒冷所造成的陰影，在年尾一個接一個的，一重一重的威脅著所嚮往的美好生活。解套的方法，就是保暖，在每天生活中實踐保暖的細節，藉身體力行，在寒天中活出暖意，先保暖讓自己氣血活絡，再由一連串的節慶與人團聚，讓溫暖傳播。

節氣養身保暖生陽

這樣的行動幫助自己過冬：

● 疏通頭：以手指在髮間頭皮畫線條、畫圈圈，再由前往後疏通，多做幾次，讓頭頂溫暖。

● 堅固齒：用手指敲臉頰牙齦處，並上下齒輕輕地相碰撞，並以舌攪動牙齦與齒。

●活動舌：舌根及舌尖抖動，舌頭繞著上下牙齦左右舔轉多次，一直到出口水，再用口水漱口，漱喉，吞下。

●揉擰耳：雙手掌壓住兩耳，由耳垂往上轉圈揉擦。再稍用力向上、向旁、向下拉耳朵。

●搓腰腎：以手被拍打後腰，再轉圈揉搓。

●每天順著膀胱經拍打，由「委中穴」往下延伸拍至「承山穴」。（見「足太陽膀胱經」。）把屬水的膀胱經氣打順，讓泌尿系統順暢，頭腦清楚，眼睛變亮，讓腰背明顯的放鬆。

●隨時戴圍巾，多穿幾層襪子。（別忘了，從白露開始腳就不露。）

●飲食：

花時間研究食材，好好地為自己，為親愛的人下廚煮飯，好好地坐下吃飯；多喝何首烏湯。多補充黑色食物：黑木耳、黑芝麻、紫米、黑豆、荸薺，多用麻油薑；煮鍋臘八粥與人分享，幫助暖腎氣使順暢。

冬至後，天氣必須寒冷才可幫助身體抑菌，建立強健抗體，小寒的寒，是身體與自然界生命循環最重要的過程。寒，是重要的生命經歷。於心念，是要讓自己覺醒，警醒一直在生活中貪取安樂舒適的假象，一直盲目的忙碌繞著物質在奔跑；藉著寒冷停住，觀照自己的身心狀態，一點一點的從頭到腳關照自己身體的感受，重新認識自己，讓身體謹慎行持。天冷心暖；一陽生，生喜悅心。寒至極時，同時是將回暖之時，萬物開始萌動，小寒大寒，在凜冽的寒風中，新年即將到來。

大寒

1・19—1・21

「大寒」，一年最後的一個節氣，名符其實的酷寒，為一年中最冷關頭；姑且讓這一年所有的成敗勝衰歸於零，讓接續的立春重新展現另外一番格局，立春之前，大寒之時，終始之間，靜念無妄。

大寒應寒，寒冷可抑制病菌的滋生，若大寒不夠冷到可以抑菌，人與自然界其他生物於來年在現行疫情之外必有其他病災；除此，大寒若不寒，則寒天後移，翌年從立春到春分期間天氣會延續著寒冷，延後的春寒因同時春陽生發，已然錯失殺菌的時機，無法如大寒當季的寒冷功能運作。每一個節氣都有其當季的運屬，若不能即時對應，就要等到明年同時再重來一次。天地無情，不等閒人；天地有情，時時與機。錯失機會，雖然總有明年重新再來的機會，只是歲歲年年，一拖再拖，身體器官的健康修復也漸隨年低落；當機立斷，才配得起天地自然之大愛。

地球這些年來的暖化情形帶出許多生靈生存的危機，唯有觀象會意，靈敏警覺地配合自然時序的轉變，簡約淡泊，從容養生，才能化解一波又一波的天考；天不時，地不利，就要努力創造人和，不僅是與自己的工作和，與師友和，與家人和，必要與身體時鐘和，更與天地自然和，先從自己學習養生智慧開始，如漣漪般地擴散開來。

大寒，要防風禦寒。環境的冷熱溫差大，血管毫無自主的放大縮小，讓腦幹、動脈、心臟失去所依循的自然慣律而發生問題。尤其因為血液流通不良，形成各個器官系統局部循環障礙，容易瘀滯致成血栓，形成心肌梗塞、腦中風；血壓變高，人就容易累，手舉不起，腳腿無力，神經傳導不通暢，很容易跌倒。

晚上睡覺時若因怕冷關窗，新鮮空氣無法流通進入室內，加上被子厚重，呼吸變淺，心臟律動就不佳，早上睡醒後就會出現頭痛臉腫的現象。

別忘了這段時節是腎氣修復元氣的時間，腎臟系統調適出問題，腎臟不好的人會從腎影響肺，肺影響心，心肺功能若出問題，惹得心肺積水。

腎水不足，會虛火上升，經常會出現口乾舌燥，唾液不生，喉嚨乾痛，頭昏眼花，脖子硬緊等狀況，這即是受節氣影響，此時不宜常吃補，不宜多喝酒。

在為春來所主的肝（木）準備進廠維修之前，若在此時未能充分補給水分，會使肝木缺水，眼睛就會痠澀、筋骨痛、大腿外側邊的膽經穴牽拉的肌肉緊硬，若是大腿筋糾緊，膝蓋肩膀也很容易跟著糾緊。到了春天，肝臟的紓發會容易鬱結，身體肝膽的機能難以發揮；延至夏秋，一層層地麻煩糾節都弄不清楚根源。

若有腰背易痠痛，情緒易緊張恐慌現象，知道是腎氣不足的反應。在接近一年即將結束之際，多練習深呼吸，讓吐氣長些，讓身體內所有濁氣，不平，不滿，不服之氣，藉著呼氣全然從鼻孔釋放，讓心鬆，心開，心悅，迎新年。冬天最需要補充能量養身體，盡量攝取多元種類的食材，讓口味多元豐富，吃臘八粥、十錦菜、混和香料咖哩等，讓冬藏的飲食與烹飪生活多元有趣，讓一年到尾的滋味能在口舌中留下歡愉，讓春生時不欠缺。另外，時時吃些酸白菜湯、酸辣湯，因為肝木容易因腎正值維修期，無法供應足夠的水而呈現硬狀，酸入肝，吃些酸讓肝柔軟，讓筋柔軟；自己拿捏吃酸的底限，太過了會腹瀉，軟弱肝氣，也傷腎。此時不宜吃太油膩的餐飲，忌吃太飽，當血液能量都跑到胃，就容易因為缺氧而跌倒，容易發生危險，老人家更要特別留意。

舊新年交會的大寒立春間，須謹慎意誠的生活，等待新春。年關將近，一年的二十四節氣循迴即將完成，但是，在復始的過程中陽氣尚弱，家中若有老人，需要多關懷。

節氣養身

這樣的行動幫助自己過大寒：

●拍「委中穴」到「承山穴」這一段，助膀胱經順暢。再拍膽經。（見「足太陽膀胱經」。）

●從「環跳穴」往下一直敲到膝蓋外側的「膝陽關」，幫助氣血循環順暢。（見「足少陽膽經」。）

●拍膽經「光明穴」至「懸鐘穴」理順經絡。（見「足少陽膽經」。）

●每日要做的保養：疏通頭、咀嚼齒、擰耳朵、搓摸腰、拍仙骨活絡身體。

●天氣晴朗時多利用中午的太陽曬曬活動的身體，繼續禦寒保暖，穿厚襪，多層襪，保暖小腿與膝蓋，圍圍巾，戴厚帽，戴口罩。

●宜食黑米、黑豆、黑芝麻、黑棗等黑色食物，及杏仁、核桃、大蒜、栗子、大棗、桂圓肉、淮山、蓮子、枸杞等食物，補腎益腎，可自行創意搭配薑醋鹽茶烹煮。

大寒，寒，有「涵」意，也是「還」義，能容乃大，喜捨即大，即是大涵，行止於大還，還債還情還原，這時正是大寒節氣之運行所帶與人間美妙的收圓時節。

別人欠的，捨吧！失去的，也捨，容得所有別人的勝利；有欠的，則盡快還。

大寒也是自己要繳成績單與帳單給自己的時候。自己活出的生命，就用心活出最適當的狀態，對自己負責，也是對宇宙大我的實踐，還做不來的，就靜靜觀照，讓心靈隨時間增長智慧的能量。

新年起，舊年收，一個開始，一個結束，同時並行，此時日，在收放的同時毋需懊惱，大容大涵，就能大和大順，大昇大富。

四時節氣手記

作者	孫麗翠
裝幀設計、內文插畫	陳采瑩
內頁排版	華漢電腦排版有限公司
責任編輯	魏于婷
董事長	林明燕
副董事長	林良珀
藝術總監	黃寶萍
社長	許悔之
總編輯	林煜幃
副總編輯	施彥如
美術主編	吳佳璘
主編	魏于婷
行政助理	陳芃妤
策略顧問	黃惠美．郭旭原．郭思敏．郭孟君
顧問	施昇輝．林志隆．張佳雯．謝恩仁
法律顧問	國際通商法律事務所／邵瓊慧律師
出版	有鹿文化事業有限公司
地址	台北市大安區信義路三段106號10樓之4
電話	02-2700-8388
傳眞	02-2700-8178
網址	http://www.uniqueroute.com
電子信箱	service@uniqueroute.com
製版印刷	鴻霖印刷傳媒股份有限公司
總經銷	紅螞蟻圖書有限公司
地址	台北市內湖區舊宗路二段121巷19號
電話	02-2795-3656
傳眞	02-2795-4100
網址	http://www.e-redant.com

ISBN：978-626-7262-42-9
EISBN：978-626-7262-46-7
初版一刷：2023年11月

定價：400元

國家圖書館出版品預行編目（CIP）資料

四時節氣手記 / 孫麗翠著 . —— 初版 . ——
臺北市：有鹿文化事業有限公司，2023.11
面；公分 . —（看世界的方法；244）
ISBN 978-626-7262-42-9（平裝）
1. CST: 健康法　2. CST: 養生　3. CST: 節氣

411.1　　112015516